坐骨神经痛防治

ZUOGU SHENJINGTONG FANGZHI

主　编　杨红军　康长勇　陈东银

副主编　包海燕　周晰溪　杨　娟　张　琳
　　　　薛　凌　侯精武

编　者　（以姓氏笔画为序）
　　　　广　娅　严　泉　张宁平　张明慧
　　　　陈月英　杨　睿　周丽萍　周利军
　　　　胡琰佳　高　靖　唐　云　董　超

U0294000

河南科学技术出版社
·郑州·

内容提要

本书详细介绍了坐骨神经痛的病因、基础检查、病理、临床诊断、治疗及预防等知识，重点介绍了治疗方法，包括西药、微创手术、中医辨证、中药方剂、中医推拿、针灸疗法、贴敷疗法，以及康复调养等，并对坐骨神经痛的家庭康复治疗、加强腰部肌肉锻炼及营养神经的方法进行了具体阐述。本书图文并茂，通俗易懂，方法实用，可操作性强，可供基层医务人员和患者阅读参考。

图书在版编目（CIP）数据

坐骨神经痛防治/杨红军，康长勇，陈东银主编. —郑州：河南科学技术出版社，2021.7

ISBN 978-7-5725-0468-6

Ⅰ.①坐⋯　Ⅱ.①杨⋯②康⋯③陈⋯　Ⅲ.①坐骨神经痛—防治　Ⅳ.①R745.4

中国版本图书馆 CIP 数据核字（2021）第 120791 号

出版发行：河南科学技术出版社
北京名医世纪文化传媒有限公司
地址：北京市丰台区万丰路 316 号万开基地 B 座 1-115　邮编：100161
电话：010-63863186　010-63863168
策划编辑：焦万田
文字编辑：郭春喜
责任审读：周晓洲
责任校对：龚利霞
封面设计：中通世奥
版式设计：崔刚工作室
责任印制：苟小红
印　　刷：河南省环发印务有限公司
经　　销：全国新华书店、医学书店、网店
开　　本：850 mm×1168 mm　1/32　印张：7.75　字数：160 千字
版　　次：2021 年 7 月第 1 版　　2021 年 7 月第 1 次印刷
定　　价：39.00 元

如发现印、装质量问题，影响阅读，请与出版社联系并调换

前　言

　　坐骨神经痛为常见病、多发病。患有此病的患者，发作时很痛苦，尤其在急性发作时，彻夜难眠，痛苦万分。若本病演变为慢性时，下肢疼痛、麻木、局部皮肤过敏，行动很困难，常有反复发作，时好时坏。作者结合多年临床实践编写本书，如能按书中方法操作，定能减轻患者的痛苦。

　　本书以问答形式介绍了坐骨神经痛的病因、诊断、鉴别诊断、治疗及预防等知识。因为坐骨神经是从腰部发出，经骨盆、大腿后部传到下肢的，所以根子在腰部。坐骨神经分根性与干性，临床上根性坐骨神经痛较多，而干性坐骨神经痛相对较少，干性坐骨神经痛多由外伤所致。

　　本书对坐骨神经痛的西医镇痛、微创手术、物理疗法、中医辨证施治、中药方剂、中西医结合、推拿按摩、牵引复位、针灸疗法、小针刀疗法、刮痧疗法，以及"八段锦"运动和饮食调养等相关内容做了较详尽的介绍，并具体介绍了坐骨神经痛的家庭治疗和护理，以及腰部肌肉加强锻炼的方法。同时，对坐骨神经痛的预防也做了相关的介绍。

　　在编写本书时，参阅了一些公开发表的文献资料，并引用了一些医家的经验，未一一注明，在此，谨向原作者表示衷心感谢。由于我们水平和知识有限，对书中错误和不足之处，敬请广大读者批评指正。

陈东银

目　录

一、基础知识

二、诊断与鉴别诊断

三、治　疗

四、预 防

一、基础知识

1. 什么是坐骨神经痛？

坐骨神经痛是由各种因素的刺激和压迫，导致沿着坐骨神经走行及其分布区域产生疼痛的一组综合征。疼痛呈放射性，多从臀部向大腿后侧、小腿外侧及足背外侧放射，可以呈阵发性或持续性疼痛，屈膝、屈髋或向健侧卧位时疼痛可减轻。坐骨神经痛只是一组临床综合征，而不是一种独立的疾病，可由多种疾病引起。根据发病原因可分为原发性与继发性两类。原发性坐骨神经痛又称原发性坐骨神经炎，多与感染有关，有的同时伴发肌炎及肌纤维织炎。继发性坐骨神经痛是由坐骨神经走行周围组织的各种病变刺激、压迫或损伤坐骨神经引起，根据病因及病变部位不同，可产生不同的疼痛症状，故继发性坐骨神经痛又可分为根性坐骨神经痛、干性坐骨神经痛和丛性坐骨神经痛。在临床上，绝大多数为根性和干性坐骨神经痛，而原发性坐骨神经痛和丛性坐骨神经痛临床较少见。

2. 坐骨神经是怎样构成与分布的？

坐骨神经由第4、5腰神经和第1、2、3骶神经前支组成。

从腰、骶椎间孔出椎管后走行于盆腔后侧,在梨状肌下缘出骨盆,走行于股骨大粗隆与坐骨结节之间,在臀大肌深面向下行,依次穿过闭孔内肌、上下孖肌及股后方,支配这些肌肉,并沿大腿内收肌后面、半腱肌、半膜肌、股二头肌之间下降,途中发出肌支至大腿的屈肌。坐骨神经在降到腘窝以前,分为胫神经和腓总神经,支配小腿及足的全部肌肉,以及小腿与足的皮肤感觉(图1、图2)。

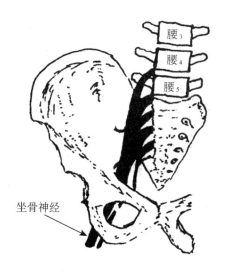

图 1　坐骨神经构成

坐骨神经是人体最粗大的神经,容易受到损伤,在其分支以上的部位走行中,由于各种原因的刺激和压迫,均可引起坐骨神经痛。

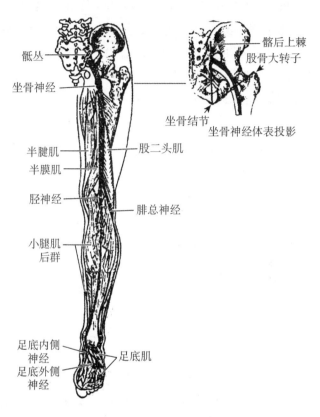

骶丛

坐骨神经

髂后上棘

股骨大转子

坐骨结节
坐骨神经体表投影

半腱肌

股二头肌

半膜肌

胫神经

腓总神经

小腿肌
后群

足底内侧
神经

足底肌

足底外侧
神经

图2　坐骨神经分布

3. 坐骨神经的主要分支有哪些?

　　坐骨神经是骶丛的延续,经坐骨大孔在梨状肌下缘出骨盆下行,通常在腘窝上方分为内侧的胫神经和外侧的腓总神经两大分支(有的坐骨神经未出骨盆时已分为两支)。胫神经自坐骨神经分出后,在比目鱼肌深面下行,绕内踝后方到足底。胫神经包括胫神经肌支、腓肠神经、足底内侧神经、足底外侧神经。腓总神经自坐骨神经分出后,沿股三头肌肌腱向外侧走行,直到腓骨头的后面,然后绕腓骨颈转到前方,穿腓骨长肌到小腿前外侧部,分为腓浅神经和腓深神经两支。

4 腰椎的组成与功能有哪些?

腰椎骨共有 5 块,位于脊柱中段,上接胸椎,下连骶椎,5块腰椎组成一个向前突的生理弧度,顶端在第 3、4 腰椎椎体前面,这种前突为人类所特有(图 3)。腰椎生理曲度一般女性较男性为大,是脊椎自身稳定和平衡的需要。腰椎可分为椎体和椎弓两部分,椎弓位于椎体的后方,包括 7 个突起:椎弓根,椎板,上、下关节突,左、右横突和棘突。椎弓呈半环形,两端和椎体围成椎孔。椎弓的后部扁平称椎板,相邻的椎板之间有较厚的黄韧带相连。椎体主要由骨松质组成,外层的骨密质较薄。上下两个椎体由椎间盘连接,椎体前后各附着一条纵贯脊椎的坚固韧带,分别叫前纵韧带和后纵韧带。各个腰椎的椎孔叠加连结成椎管,内容纳脊髓、脊髓被膜、脊神经和马尾神经。椎体与椎弓连结的部分称椎弓根,上下分别有椎弓根上切迹和椎弓根下切迹,两个相邻椎骨的上下切迹共同构成椎间孔,是脊神经发出的通道。腰椎椎间关节是由相邻的上位腰椎的下关节突与下位腰椎的上关节突构成。腰椎的连结和支持除了骨性连结和椎间盘外,还有周围的韧带,主要有黄韧带、前纵韧带、后纵韧带、棘上韧带、棘间韧带,以及髋、腰部的肌肉也发挥重要作用。腰椎在整个脊柱中承重最大。腰椎可进行前屈、后伸、左侧屈、右侧屈及水平面上的运转,相互之间的作用综合形成环转运动,以前屈运动最为频繁。一般只能前屈 45°左右,占整个弯腰动作的 1/3～1/4(大部分弯腰动作在髋关节,而不是腰椎单独运动)。后伸与左右侧屈的活动范围为 30°左右,左右旋转正常范围为 45°左右。腰椎的活动范围随年龄增长而逐渐减小,儿童活动范围大,老年人活动范围小。腰椎的活动范围与平常锻炼也有密切关系,正常值只能供参考。

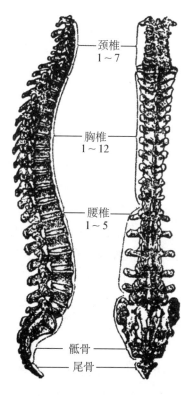

颈椎
1～7

胸椎
1～12

腰椎
1～5

骶骨

尾骨

图 3　腰椎的构成

5. 腰椎有什么特点？

腰椎在整个脊柱中承重最大。站立、坐位时，躯干、双上肢和头颈部的重量要经过腰椎下传。在人体负重时，腰椎承受的压力则更大，故腰椎椎体大，椎弓发达，棘突呈板状或水平方向伸向后方。5块腰椎组成向前突，顶端在第3、4腰椎前面，这种人类特有的生理前突是由于负重导致腰椎椎体及椎间盘前宽后薄。

每个腰椎的小关节为矢状，因此屈伸活动好。腰椎的前屈运动是上一椎体下缘在下一椎体上缘表面向前滑动的结果。腰椎后伸运动则是上一椎体下缘在下一椎体上缘向后滑动的结果。

腰椎关节突的关节面和颈、胸椎关节突的关节面完全不同（图4），关节突的排列不是一前一后，而是一内一外，上关节突在外，下关节突在内，故腰椎关节突不易发生单纯脱位和交锁。脊柱所有棘突都向后伸出，但有不同程度地向下倾斜，胸椎最斜，颈椎次之，腰椎基本上是水平后伸，便于腰椎穿刺。第3腰椎横突后伸弯度最大，向外伸延最长，位于腰部中间，缺乏像其他四对腰椎横突那样有肋骨的保护。第3腰椎横突末端附着强大的肌肉和筋膜，当脊柱前屈、后伸、扭转时常受到过度牵拉致伤，第3腰椎横突综合征是腰痛中常见病之一。腰椎在胚胎生长发育过程中较易形成一些先天性的畸形，如腰椎骶化、骶椎腰化、先天性脊柱裂。所有这些先天性畸形，都有可能成为腰部疾病的病理基础，在一些因素诱发下，则可能引起腰腿痛症状。

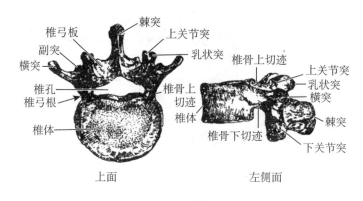

图 4　腰椎

6. 椎间盘的结构组成有哪些特点？

椎间盘位于两个椎体之间，由髓核、纤维环、软骨板 3 个部分组成，是一个具有流体力学特性的结构。除第 1、2 颈椎和骶椎没有椎间盘外，其他相邻两椎体之间均有椎间盘相连。椎间盘的周围部分为环状排列的纤维环，中心部分是含水分较多的半流状的胶状物，髓核被四周的纤维环包绕，上、下部分为软骨板，直接与椎体骨组织相连，髓核被包围其中，没有上下活动的余地，只能前后移动（图 5）。椎间盘从上到下逐渐增厚，故腰椎椎间盘较颈、胸椎椎间盘厚，有利于承受重量。髓核含有黏多软骨素和水分，为黏性胶状物，无一定形态，含有纤维网和黏液样基质，因此弹力很大，青少年时期含水量较多，进入老年期水分较少并有退化改变和弹性减退。髓核在纤维环中通过形变将椎体传来的压力放射状散开，在腰椎运动时起类似轴承作用，在两个椎体

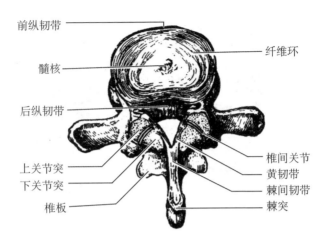

前纵韧带

纤维环

髓核

后纵韧带

上关节突

下关节突

椎板

椎间关节

黄韧带

棘间韧带

棘突

图 5　椎间盘结构

间起着不可压缩的凝固胶垫和支点的作用,避免因两个椎体直接摩擦而损伤,保护椎体并有利于屈曲、伸展活动。纤维环由纤维及纤维软骨组成,其纤维是多层的,各层纤维的行走方向不同,呈交叉样分布。纤维环紧密分层排列,包围髓核,使上下椎体互相连接,维持髓核的位置和形状。软骨板由透明软骨组成,在椎体上下各有一个,平均厚度约 1 毫米,其周围与纤维环相连。软骨板有保护椎体、缓冲压力、防止髓核突入椎管内、保护髓核并防止失去水分等作用。

7. 椎间盘有哪些功能?

(1)连接支持结构功能:连接上下椎体,并使椎体间有一定的活动度,保持脊柱高度,维持身高。

(2)维护脊柱运动功能:椎间盘既有弹性也有稳定性,

随运动的空间变化,髓核的位置可随脊柱运动方向而改变(图6),有利于脊柱产生前屈、后伸、侧屈及左右旋转运动。

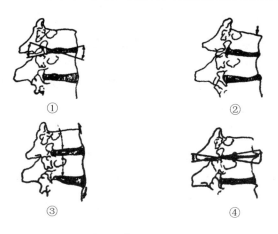

①
②
③
④

图6　椎间盘功能

①直立位;②腰前屈位,髓核前部变扁;③腰后
伸位,髓核后部变扁;④纤维环及髓核破裂失去功能。

(3)维护脊柱的生理曲线:在胸椎椎间盘是前面薄、后面厚,保持胸椎后突生理曲线;在腰椎椎间盘则是前面厚、后面薄,保持腰椎前突生理曲线。

(4)平衡椎体表面承受压力:髓核呈半液体状态,椎体活动时,髓核可分解压力,使整个椎体表面承受压力均衡。

(5)缓冲、防震作用:髓核具有形变功能,椎间盘是弹性结构,在人体运动、跳跃、高处跌落或腰部突然受力时,通过力的传导与自身形变功能,起到缓冲、防震,保护脊髓及身体重要器官的作用。

(6)维持椎间孔的大小:使神经根有足够空间通过椎间孔。

(7)承受身体压力:椎间盘与后方的小关节面共同承受躯干所有压力负载,是脊柱运动的基础。

8. 腰椎间孔有什么临床意义?

腰椎间孔是由两个相邻腰椎的上切迹和下切迹组成的通道,称之腰椎间孔。椎间孔内有脊神经、毛细血管和神经分支穿行。腰椎间孔形似管状,长8～15毫米,是脊神经从脊髓发出后通往外界的通道,腰部各椎间孔中分别有第12胸神经和第1－5腰神经穿行。第4－5腰神经前支和骶尾神经前支组成骶丛,由此丛发出的坐骨神经分布至下肢。在临床上,患有腰椎间盘突出症、椎间关节炎症、韧带肥厚钙化、椎体缘退变及骨质增生等,均导致椎间孔变窄,压迫神经根,出现坐骨神经疼痛。

9. 脊柱与脊髓是什么关系?

脊神经有31对,脊髓节段是以每一对脊神经根的下界作为判断依据的,每对脊神经附着的范围为一个脊髓节,因此脊髓也有31节(图7)。脊神经包括颈神经8对、胸神经12对、腰神经5对、骶神经5对及尾神经1对;脊髓节也相应地分为31节,即颈节8个、胸节12个、腰节5个、骶节5个、尾节1个。

脊髓位于脊柱的椎管内,脊髓节与椎骨节数目亦大致相等,但因脊髓比脊柱短,脊髓节与脊柱骨节不在相对应的平面上,越靠下部相差越大。一般可用这样一个规律来计

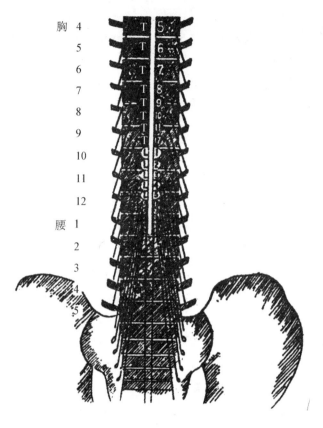

图 7　脊柱与脊髓的关系

算脊髓分节平面,在颈脊柱部位,脊髓分节平面等于颈椎的数目加 1;第 1－6 胸脊柱部位等于胸椎数目加 2;第 7－11 胸脊柱部位等于胸椎数目加 3。从第 10 胸椎起至第 12 胸椎的上半部相当于整个腰脊髓的平面;第 12 胸椎的下半部及第 1 腰椎的全部,相当于整个骶脊髓的水平。

10. 坐骨神经支配的肌群有哪些？

坐骨神经在臀部依次位于坐骨、闭孔肌、上下孖肌和股方肌的表面，由臀大肌覆盖。坐骨神经在股部位于内收大肌表面，由股二头肌长头覆盖。坐骨神经运动支由股部分出，支配股后部肌肉。其中内侧肌支支配半腱肌、半膜肌、股二头长头和大收肌，外侧肌支支配股二头肌短头。

股神经支配小腿后肌群和足底肌肉。胫神经在经过腘窝时依次发出肌支，支配腘肌、腓肠肌和比目鱼肌，在小腿部又发出肌支支配胫后肌、屈趾长肌、屈蹬长肌。足底内侧神经支配屈蹬短肌、蹬展肌、屈趾短肌、第 1 和第 2 蚓状肌，足底外侧神经支配除足底内侧神经支配以外的全部足肌。腓深神经穿过腓骨长肌于小腿前面，在胫骨前肌与伸趾长肌之间下行，肌支支配小腿前肌群和足背肌、伸蹬短肌、伸趾短肌。腓浅神经在腓骨长肌与腓骨短肌之间下行，发出肌支支配腓骨长肌和腓骨短肌。

11. 什么是腰椎间盘突出症？

腰椎间盘突出症是由于腰椎间盘各部分（髓核、纤维环、软骨板），尤其是髓核不同程度的退行性改变，在外伤、劳损等外力因素的作用下，椎间盘的纤维环破裂，髓核组织从破裂处突出，由此对相邻的神经根、脊髓或血管等组织产生压迫和刺激，引起腰痛、坐骨神经痛，一侧或双侧下肢麻木、疼痛等一系列症状的病变。腰椎间盘突出症是临床上常见病、多发病，并与坐骨神经痛有密切关系。据资料统计，坐骨神经痛 90％以上是由腰椎间盘突出引起，而且大多数是腰$_{4-5}$椎间盘突出。腰椎间盘突出症从程度上可分为膨出、突出和脱出。若髓核膨出，但未突破纤维环，称为腰椎间盘膨出，此型最轻；髓核突破纤维环，但未突入椎管内，称为腰椎间盘突出，此型最常见（图 8）；突出的髓核进入椎管内，称为腰椎间盘脱出，此型较少见。腰椎间盘突出后可继发腰椎侧弯，生理曲度改变，椎间隙、椎间孔变窄，椎管狭窄等一系列改变。

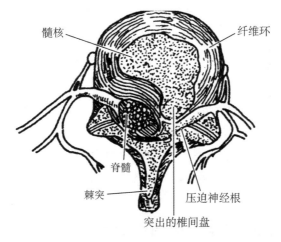

髓核　　　　　　　　　　纤维环

脊髓

棘突　　　　　　压迫神经根

突出的椎间盘

图 8　腰椎间盘突出

12. 腰椎间盘突出与脊神经根有什么关系？

我们要想了解腰椎间盘突出与脊神经根的关系，应先了解脊神经根与腰椎间孔的相互关系。自第 1 腰椎开始，越向下神经根越粗,而脊神经根穿出的椎间孔却越向下越细。上腰部的椎间孔最大,至下腰部逐渐变小,腰椎间孔的长度至下腰部也越长。当腰椎间盘突出时,可使椎间孔狭窄,而直接压迫和刺激起始部的神经根,出现腰骶神经受压症状。腰椎间盘突出后,受累的神经主要有股神经、闭孔神经、坐骨神经。股神经来自腰$_{2-4}$脊神经,当腰$_{3-4}$椎间盘突出时,即可损伤股神经,表现为腹股沟和大腿前面的疼痛、感觉异常等症状。闭孔神经亦来自腰$_{2-4}$脊神经,由于分布走行不同,当突出物压迫闭孔神经时,表现为臀部深层的疼痛或麻木。坐骨神经来自腰$_{4-5}$和骶$_{1-3}$神经根,当腰$_{4-5}$或腰$_5$至骶$_1$椎间盘突出可使坐骨神经受压,产生根性坐骨神经痛症状。腰椎间盘突出与所压迫的神经根:常常是腰$_{3-4}$椎间盘突出,压迫腰$_4$神经根;腰$_{4-5}$椎间盘突出,压迫腰$_5$神经根;腰$_5$至骶$_1$椎间盘突出,压迫骶$_1$神经根。因腰$_5$神经根较粗,通道又狭窄,故较其他神经根更易受累。当腰椎间盘突出偏向一侧时,常表现为受压侧腰腿痛;若腰椎间盘突出较重,并偏于椎管中央部分则表现为马尾神经受压症状。

13. 什么是梨状肌损伤综合征?

梨状肌损伤综合征,亦称梨状肌狭窄综合征。因梨状肌损伤后,肌肉发生充血、水肿、痉挛、炎症等病理性改变,经过治疗后,病理性改变好转,但遗留下瘢痕、粘连,从而使梨状肌肌孔狭窄,导致通过该孔的坐骨神经及血管遭受牵拉、压迫,并产生相应的临床症状。梨状肌损伤可分为急性损伤与慢性劳损。急性损伤可因某种剧烈或不协调的运动而发生,导致该肌肉痉挛、水肿、出血及肿胀。梨状肌急性损伤未获得及时治愈,或因反复损伤易导致慢性劳损。因此,急、慢性梨状肌损伤,均可造成对邻近的坐骨神经反复刺激及压迫牵拉,出现经常性的坐骨神经痛。

14. 坐骨神经与梨状肌的解剖关系如何?

梨状肌自第 2～4 骶椎前面,肌纤维经过骨盆内侧,穿过坐骨大孔进入臀部,最后止于股骨大粗隆。坐骨神经在臀部深层与梨状肌相邻。在正常情况下,坐骨神经应由梨状肌下缘穿出,但少数人的坐骨神经与梨状肌之间有一定的解剖变异,如坐骨神经从梨状肌中部穿过,或坐骨神经从梨状肌下缘穿过,或坐骨神经与梨状肌交织等。第四军医大学潘铭紫教授经过对 722 例成人坐骨神经走行的研究,将坐骨神经与梨状肌关系分为 6 型:Ⅰ 型,坐骨神经总干从梨状肌下缘出盆腔,共 445 例,占 61.6%;Ⅱ 型,胫神经出梨状肌下孔,腓总神经穿过梨状肌,共 252 例,占 34.9%;Ⅲ 型,坐骨神经总干穿过梨状肌;Ⅳ 型,胫神经穿过梨状肌,腓总神经由梨状肌上缘出盆腔;Ⅴ 型,坐骨神经总干由梨状肌上缘穿出;Ⅵ 型,胫神经由梨状肌下缘穿出,腓总神经由梨状肌上缘穿出。在这 6 型中,Ⅰ 型为正常型,其他 5 型为变异型,第Ⅲ至Ⅳ型共 25 例,仅占 3.5%。可见梨状肌和坐骨神经的解剖关系甚为密切,梨状肌与坐骨神经位置的变异容易造成坐骨神经被挤压而发病(图 9)。梨状肌为外旋肌,正常情况下坐骨神经由梨状肌下缘穿出,垂直向下,当大腿外旋时,下肢可做任何方向运动,神经均不受到压迫与异常刺激。当大腿内旋梨状肌起止点远离时,肌肉紧张,间隙变窄,若有变异,则坐骨神经容易受到挤压。

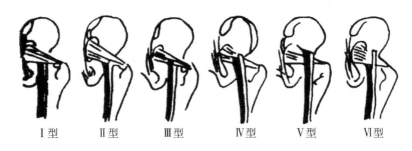

Ⅰ型   Ⅱ型   Ⅲ型   Ⅳ型   Ⅴ型   Ⅵ型

图 9　坐骨神经与梨状肌关系

15. 什么是臀肌筋膜综合征?

　　臀肌筋膜综合征是一种臀部或腿部出现慢性疼痛的病症,最易发生在臀大肌、臀中肌、臀小肌和梨状肌等处。其病理变化是臀部肌肉和筋膜内出现无菌性炎症,而后发生粘连,在臀部出现"激痛点",即非常敏感的局部痛点。当该痛点受到压迫和牵拉时,除臀部出现疼痛外,还会放射到下肢,并出现肌肉痉挛和感觉异常。造成臀肌筋膜综合征的原因较多,一般认为最易发生在臀部损伤与慢性劳损之后。因臀部损伤治疗不彻底或慢性劳损,均易遗留较多的粘连,粘连形成后,臀部常可触摸到条索状物与硬结节,亦称筋束或筋结。筋束是肌肉、筋膜纤维互相粘连所致;筋结由无菌性炎症性积液所形成。它们并不一定出现临床症状,当在筋束与筋结处形成激痛点后,刺激或牵拉坐骨神经,才出现臀或臀腿部疼痛,即形成臀肌筋膜综合征。

16. 引起坐骨神经痛的常见原因有哪些？

坐骨神经痛可分为原发性与继发性两种。

（1）原发性坐骨神经痛：多因感染或中毒等直接损害坐骨神经所致，以单侧发病较多见。主要发病原因为寒冷、潮湿及扁桃体炎、前列腺炎、牙龈炎、鼻窦炎等其他炎症病灶感染，有的同时伴发肌炎及肌纤维组织炎。

（2）继发性坐骨神经痛：是由坐骨神经通路的周围组织病变刺激、压迫或破坏该神经引起，可单侧也可以双侧发病。根据受压部位可以出现沿坐骨神经走向的放射性疼痛，也可出现某一节段的坐骨神经痛。

在临床上，绝大多数为继发性坐骨神经痛，原发性坐骨神经痛极少见。

17. 什么是根性坐骨神经痛？

根性坐骨神经痛是指椎管内或根管处组成坐骨神经的腰骶神经根在受各种病变刺激或压迫时引起的疼痛，因病变在椎管内或根管处，故称根性坐骨神经痛。最常见的发病原因是腰椎间盘突出中髓核突出或脱出，以及椎管内肿瘤、根管狭窄等刺激，压迫脊神经根所致。其次是先天性畸形，如腰椎骶化、骶椎腰化、关节突与横突异常、隐性脊柱裂等。另外，椎管外伤、骨关节的炎症和感染、脊柱结核、强直性脊柱炎、椎骨关节退行性变等，也可引起根性坐骨神经痛。

18. 什么是干性坐骨神经痛？

椎间孔以外的坐骨神经干段受到各种病变的刺激或压迫而引起的疼痛，称干性坐骨神经痛。干性坐骨神经痛部位在椎间孔以外，以盆腔出口处最多见。常见病因，如梨状肌综合征、骶髂关节炎、盆腔脏器疾病、肿瘤及坐骨神经本身的局限性创伤、压迫或臀部肌内注射部位不当而将刺激性药液注射到神经上等，由于局部的粘连形成狭窄所致。其主要表现为胫神经及腓总神经汇合的坐骨神经干性疼痛。

19. 坐骨神经痛都有腰椎间盘突出吗？

坐骨神经痛是腰椎间盘突出的主要症状，但不能说坐骨神经痛就是腰椎间盘突出症。大多数坐骨神经痛患者是因腰椎间盘突出症所引起，但也有部分的坐骨神经痛是由其他因素所致，凡是能压迫刺激坐骨神经的疾病都可引起坐骨神经痛。况且，腰椎间盘突出不一定都会引起坐骨神经痛，因坐骨神经来自腰$_{4,5}$神经根和骶$_{1-3}$神经根，因而腰$_{1,2}$或腰$_{2,3}$椎间盘突出一般不会影响坐骨神经。当腰$_{4,5}$或腰$_5$、骶$_1$椎间盘突出后，可刺激、压迫神经根，出现根性坐骨神经痛的特征。根性痛多系椎管或根管处病变压迫或刺激局部脊神经根所致，除腰椎间盘髓核突出或脱出压迫、刺激外，根管狭窄、椎管内肿瘤等因素压迫刺激，均可引起根性坐骨神经痛。而干性坐骨神经痛更不能说是腰椎间盘突出症引起的。干性坐骨神经痛病变主要位于椎管外，常由于坐骨神经干附近病变引起,如骶髂关节炎、梨状肌综合征等。所以,患了坐骨神经痛,应首先鉴别是何种疾病引起的,便于更好的诊治。

20. 为什么受凉、受潮后也能引起坐骨神经痛?

有些患者无外伤或过度劳累的病史,只觉得自己曾受过凉、受过潮湿,有些患者曾睡过潮湿的地下室等,结果出现了腰背或下肢疼痛。至于为什么受凉、受潮后出现坐骨神经痛,目前尚无确切的解释。不过比较一致地认为这些患者腰、骶及下肢肌肉受到潮湿后,出现局部肌肉痉挛,小血管收缩,影响了局部肌肉、神经的血液循环,使其营养供应不足,局部代谢产物增加,致肌肉痉挛、疼痛加重。因此,避免腰部受风寒、受潮湿是预防坐骨神经痛的重要措施之一。

21. 腰椎间盘突出症好发因素有哪些?

(1)年龄:本病一般在20—40岁青壮年人群中发病率较高,占整个发病人数的70%～80%,因这个年龄段重体力劳动多、运动量和活动范围大。30岁以后髓核不断地纤维化和失水,致使椎间隙变窄,髓核的弹力减弱,纤维环退变则更早,故易导致椎间盘突出。

(2)性别:腰椎间盘突出症,男性比女性多见,这是由于男性体力劳动较多,腰部活动范围较大,腰椎受伤机会也较多。女性怀孕时胎儿的重量可导致孕妇腰椎过度前突。喜穿高跟鞋也可造成腰椎前突,负荷增大。分娩时腹压增大等都可能影响到腰椎的功能,发生椎间盘突出。

(3)体型:体型过于肥胖者,尤其腹部过于肥胖的人,因本身脂肪较多,肌肉组织较少,加之腹部重量的增加,从而加大了腰椎的负荷,增加了腰椎间盘突出的发病率。体型过于消瘦者,由于肌肉力量较弱,对腰椎的保护加固作用较弱,也增加了腰椎间盘突出的可能性。

(4)职业:腰椎间盘突出症可见于各行各业的人,但以劳动强度较大的产业工人、搬运工人多见。长期坐办公室,缺乏锻炼,全身肌肉松弛无力,腰背肌群对腰椎的加固作用明显减弱,平衡性差,突然受到大负荷外力作用时,就易造成纤维环破裂,髓核突出。

(5)遗传及发育:本病有一定的遗传性,家族中有过腰椎间盘突出症的人发病率比家族中没有该病的人发病率高几倍。由于遗传及先天性腰椎畸形,如腰椎骶化、骶椎腰化、脊柱隐裂等,造成功能减弱,易发生腰椎间盘突出,且发病的部位、症状基本一致。

(6)工作、生活环境:长期工作姿势不正确,精神紧张,缺乏体育锻炼,生活环境寒冷或潮湿,易致腰部肌肉的炎症、水肿,腰椎功能受影响,易诱发腰椎间盘突出症。

22. 为什么老年人很少患单纯性腰椎间盘突出症?

随着年龄的增长,老年人腰椎的椎间盘出现退行性变,小关节骨质增生及骨质疏松改变;椎间盘的髓核含水量减少,弹性和张力减退,椎间盘萎缩变性,椎间隙内的压力减少;加之老年人运动量轻,腰椎活动范围小,因此腰椎受损伤机会也少,所以老年人很少患单纯性腰椎间盘突出症。

但在临床上偶尔也见到老年性腰椎间盘突出症的患者,其发病原因多见受凉、潮湿,一旦遇寒冷刺激,腰部小血管收缩,影响局部血液循环,致使腰部肌肉紧张、痉挛,可增加对椎间盘的压力,特别对已有变性的椎间盘造成进一步损害,从而诱发腰椎间盘突出症。其次为损伤,老年人反应性差,在跌倒时自我保护能力弱,易损伤腰部而导致腰椎间盘突出症。

23. 为什么骶髂关节损伤会引起坐骨神经痛?

临床上,骶髂关节病变有时也会发生坐骨神经痛,从解剖、生理结构上看,主要有两个原因:①骶髂关节的前面就是腰骶丛的神经根,这些神经根与骶髂关节只隔一层薄筋膜,骶髂关节若外伤血肿、骨折及炎症等,都可以刺激前面行走的神经根,产生坐骨神经痛或股神经痛。②骶髂关节活动度小,几乎是一个不动关节,有坚强的韧带保护,在外伤或发生炎症时,关节的结构损伤或炎症的影响,使得轻微的活动就可造成较剧烈的疼痛,在检查直腿抬高时,骶髂关节也被拉动,产生剧烈的疼痛,呈抬腿阳性,加上有的神经同时受刺激,疼痛可放射到小腿。

骶髂关节炎(包括类风湿关节炎、硬化性关节炎及化脓性关节炎等)可以有腰痛、坐骨神经痛症状,但疼痛及压痛部位多集中在骶髂关节局部。下肢"4"字试验与骨盆挤压及分离试验呈阳性。类风湿关节炎与化脓性关节炎除急性期具有全身急性炎症症状,如发热、畏寒、疲乏等外,还有血沉增快,X线片检查显示骶髂关节间隙模糊或狭窄。硬化性关节炎主要依靠 X线片确诊,可见髂骨在邻近关节面处,骨密度明显增加等特征。

24. 什么是腰椎骶化、骶椎腰化？

腰椎骶化,是指第 5 腰椎的一侧或两侧的横突及其椎体下端与骶骨形成部分的或完全的融合,即只有 4 个腰椎。骶椎腰化则与腰椎骶化相反,第 1 骶椎横突和椎体与其下位的骶椎部分的或完全的分开,称为部分或完全的骶椎腰化,即有 6 个腰椎,因此也有学者称之为移行脊椎者。移行脊椎主要是因为胚胎期脊椎形成过程中,某些影响发育的因素使其异化而造成的,最常见于腰骶椎部。临床上可通过 X 线片或其他检查而发现。

25. 什么是腰椎退行性变？与坐骨神经痛有什么关系？

腰椎退行性变,亦称腰椎骨质发生退变,椎体边缘和腰椎关节发生异常增生而出现的一系列临床症状。如在查体时摄腰椎 X 线片,发现腰椎有骨质增生,但没有任何临床症状,此种情况称为骨质增生;患者出现疼痛时,即称之为腰椎骨质增生症。临床资料统计,96％的 60 岁以上老年人均有此病,男性多于女性,从事重体力劳动者多于轻体力劳动者。目前已发现有 30 岁左右发病者。临床分型如下。

（1）椎体边缘增生

①离盘型:增生较小,呈刺样,偏离椎体,患者年龄一般较轻,椎间盘功能正常。

②间盘型:即骨刺面向椎间盘,多由相邻椎体相对生长,患者年龄偏大,椎间盘有不同程度变窄。

③平行型:骨刺横行,较长,尖端既不朝向椎间盘也不远离椎间盘。

(2)脊椎关节突关节边缘增生:由于关节突是可活动的滑膜关节,可发生慢性劳损,如伴有椎间隙变窄时,腰椎运动产生不平衡,故形成了增生。有如下临床特点:①主诉晨起有腰痛,活动后疼痛减轻。②多活动或劳累后加重,经休息后减轻。③腰部僵硬及酸胀明显,希望有人捶打最舒适。④单纯骨质增生,不会发生坐骨神经痛,如增生致椎管狭窄,可有坐骨神经痛,甚至出现间歇性跛行。⑤腰椎 X 线片可显示不同程度的骨质增生。由增生引起的根性疼痛较少,但增生致侧隐窝狭窄时,可嵌压其中的神经根,产生放射性痛。若关节增生使椎间孔狭小,从而嵌压位于其中的神经根;椎体后方骨赘与后方退变的关节突、黄韧带肥厚,从前后双向压迫神经根或嵌压粘连神经根,即产生坐骨神经痛。

26 为什么腰椎骨质增生会引起坐骨神经痛?

腰椎骨质增生发病年龄多见于 40 岁以上的中老年人,年龄越大则增生的出现率越高,程度也越重,且反复发作。腰椎骨质增生,椎体边缘及小关节形成骨刺。增生易发生在脊柱生理曲线离重力中心较远的第 3～4 腰椎,日常活动时受压也较大,椎体前外侧缘唇状增生,可引起相应节段前支的放射痛;椎体后缘增生,可刺激或压迫越过其上的神经根,产生根性坐骨神经痛。椎间关节增生可直接导致侧隐窝或神经根管狭窄,嵌压其中的神经根,产生放射痛。严重者骨刺伸入椎间孔内,刺激或压迫神经根而引起坐骨神经痛。

27. 引起腰椎退行性变的相关因素有哪些?

引起腰椎退行性变的原因,目前仍处于研讨阶段。当人体进入成人期的同时,发育也逐渐停止,随之而来的就是身体各组织的老化、退变。其实,骨质增生是人体生理上的一种代偿功能,是人体为适应应激能力的变化而产生的一种防御性反应。它可以使稳定性差的骨关节得以加强,从而利于骨关节的稳定性,避免继续受到损伤,但也可能造成对其周围的神经、血管的压迫,出现相应的临床症状。所以说,它既是生理性的,又可能转为病理性的。引起腰椎退行性变有下列几种因素。

(1)过度负重:如重体力搬运工、舞蹈演员、运动员,其腰部长期处于被迫体位,腰椎负重不平衡。

(2)不良体位:对腰椎间盘的压力测量表明,当人体直立时,第 3 腰椎椎间盘压力负荷重量约 70 千克,但如果将腰椎向前屈曲可达 120 千克,如果在此情况下再负重 20 千克,椎间盘内压力可骤升至 340 千克。反之,躺在床上时测量的压力最低,仅是站立位的一半。由此可见,在日常工作、学习和生活中,如果长时间地使腰椎处于前屈或侧弯状态,则势必加快退变发生。

（3）慢性劳损：卡车、拖拉机、装甲车驾驶员，因脊柱长时间遭受持续、反复的高压冲击，易形成慢性劳损。

（4）暴力、外伤：暴力与外伤容易引起骨关节、肌肉、韧带损伤，加剧退变。

（5）慢性炎症：脊柱周围的各种炎症，刺激周围的组织失去平衡，加剧腰椎退变。

（6）先天因素：如先天畸形、融合、腰椎骶化，均可加速退变。

（7）其他：如全身代谢性疾病，内分泌紊乱，各种中毒，免疫反应紊乱等，可加速退变。

由于上述因素引起腰椎退行性变而易发生肥大性脊柱炎，老年性驼背畸形，腰椎间盘突出症，腰椎管狭窄症，下腰椎失稳症，退变性小关节损伤性关节炎，退变性脊柱裂和脊椎滑脱等病症。

28. 为什么腰椎结核会引起坐骨神经痛？

腰椎结核与全身其他部位骨关节结核一样，多继发于全身其他部位结核感染（主要为肺结核）之后，结核杆菌抵达腰椎的主要途径如下。

（1）血源扩散：当机体抵抗力减弱时，原发病灶内的结核菌有可能以菌血症的形式向全身扩散，其中包括腰椎。

（2）淋巴转移：胸腔或腹壁内的结核病灶，可通过后方的淋巴管，将结核菌传播到脊椎。

（3）局部蔓延：多系腹膜后淋巴结结核或盆腔结核病灶

破溃后的坏死组织或脓疡直接流注侵蚀腰骶椎处,由浅层逐渐向深层蔓延,发展形成腰骶椎结核。侵入腰椎的结核菌是否发展、繁殖及造成病变,将取决于多种因素。除机体的抵抗力及菌种的毒力外,还与腰椎负荷大、活动多及血液循环缓慢等有直接关系。通常,腰椎结核好发于成人。

在腰椎结核的病灶中,结核菌生长缓慢,除了稀薄的脓汁外,还有大量的干酪样物质、结核性肉芽组织、死骨和坏死的椎间盘组织等。腰椎结核的病变累及椎管时,患者可产生神经根压迫症状和刺激症状,多有坐骨神经痛。产生症状的原因如下。

①结核性脓肿、肉芽组织及坏死的椎间盘或死骨向后突入椎管内,使脊髓或神经根受到压迫或刺激。

②腰椎结核发生病理性骨折或脱位,并发严重的成角畸形。

③病变侵蚀或压迫造成神经周围血管栓塞,周围血液循环较差。

④硬膜外有结核性肉芽组织、纤维带、瘢痕组织或者粘连性蛛网膜炎,压迫和刺激神经根,均可造成坐骨神经痛。

29 什么是放射性疼痛?

放射性疼痛是指某一神经根或起始节段受到病理刺激而引起的沿着神经走行和分布出现的疼痛。神经干、神经根或中枢神经系统内的感觉传导受到肿瘤、炎症、骨刺及椎间盘突出等造成的刺激或压迫,使疼痛沿着神经向末梢方向传导,以致在远离病变的受累神经分布区内出现疼痛。

很多腰部疾病都会出现放射性疼痛。放射性疼痛呈过电样的窜麻感,由腰及臀、腿直至足部。病程久了,还会出现皮肤麻木和腱反射减弱等变化。坐骨神经痛属于放射性疼痛。

30. 什么是反射性疼痛?

反射性疼痛也称扩散性疼痛,是指神经的一个分支受到刺激或损害时,疼痛除向该分支支配区放射外,还可累及该神经的其他分支支配区而产生疼痛。

腰神经从椎间孔发出后分为前后两个分支,前支形成股神经和坐骨神经,后支则支配腰背肌肉筋膜和皮肤。当腰背肌肉、筋膜出现病变时,也会影响到腰神经的前支而出现前支支配区腿部的疼痛。此时的腿痛并非是腿部疾病造成的,而是由腰背部病变引起的反射性疼痛。治疗应以腰背部为主,才会收效。所以,病人腿部出现症状时,切勿忘记进行相应的腰部检查,以免耽误诊治。

31. 为什么腰椎椎管狭窄症会引起坐骨神经痛?

(1)解剖因素:腰椎骨椎管按其形状可分为 4 型,即卵圆形、近三角形、近三叶形、三叶形。从腰$_{1-5}$椎管的形状由卵圆形逐渐向三叶形演变,下腰部椎管多呈三叶形。同时,穿行神经的椎间根管管径逐渐变小变长,下腰部坐骨神经根也明显变粗,因此椎管容积逐渐缩小。以上解剖特点为腰椎椎管狭窄症引起坐骨神经痛的重要解剖学基础。

(2)退行性变因素:黄韧带肥厚骨化、上关节突及椎体后缘骨质增生和椎间盘突出,对椎管狭窄症状的产生起重要作用。退变椎体后缘骨质增生,后纵韧带肥厚骨化,椎间盘突出,可使椎管矢状径变短而狭窄,黄韧带肥厚钙化,椎板增厚,可从后方压迫神经,椎间隙可因椎间盘退变而变窄,使神经根扭曲受挤压造成椎管狭窄。当神经根周围间隙变小或接近受压状态时,劳累或外伤可使神经根或周围组织水肿,从而使神经受压迫,加重坐骨神经痛。

32. 为什么腰椎间盘突出会出现坐骨神经痛?

腰椎间盘突出一般以突出的髓核向椎管方向(向后方)膨出较多,而向椎体方向(向上或向下)脱出较为少见。脱出的髓核止于后纵韧带前方称为突出,而穿过后纵韧带进入椎管内的,称为脱出。

当腰椎间盘突出时,椎间孔变狭窄,可以刺激或直接压迫神经根及进入神经根鞘的马尾神经,造成腰骶神经受压。而坐骨神经是由腰$_{4-5}$神经及骶$_{1-3}$神经两部分所组成,因此腰椎间盘突出必然压迫坐骨神经而引起坐骨神经痛。

突出的腰椎间盘与所压迫的神经根的位置关系可分为两种,即"肩上"型和"腋下"型,当突出物居中央时,主要表现为腰痛;当突出物偏向一侧时,常表现为受压侧的腰腿部疼痛。

33. 梨状肌损伤时为何会出现坐骨神经痛?

当梨状肌损伤后,局部充血、水肿、渗出或痉挛,如反复损伤,会导致梨状肌粘连、肥厚,可直接压迫与其紧密相连的坐骨神经,引起疼痛。同时,因梨状肌损伤也挤压坐骨神经周围的血管网,致坐骨神经产生病理性改变,如水肿、血液循环障碍,刺激坐骨神经,出现坐骨神经痛;另一方面梨状肌与坐骨神经的解剖关系发生变异,坐骨神经从梨状肌中间穿出,梨状肌和坐骨神经均易受到外伤和炎性刺激,使坐骨神经及其周围的营养血管受到压迫,亦可引起坐骨神经痛。因此,梨状肌若受到损伤或劳损,局部产生的病理变化,或梨状肌与坐骨神经的解剖关系发生变异,这些均可使坐骨神经受到损伤与刺激,而出现坐骨神经痛的一系列临床症状。

34. 为什么腰椎骨折会引起坐骨神经痛?

腰椎骨折时,致使腰骶神经根于椎管外部骨性组织和软组织增生,致遭受压迫而引起根性坐骨神经痛。其特点为放射性疼痛明显,疼痛以坐骨神经近端为主,腰部棘突旁有明显压痛点,疼痛自腰部向一侧臀部及大腿后面、小腿外侧和足背放射,咳嗽和用力排便时疼痛加剧,直腿抬高试验阳性。

腰椎骨折一般有外伤暴力、骨折损伤、出血、水肿等外伤史和 X 线片检查即可诊断。

35. 腰椎滑脱引起坐骨神经痛的原因有哪些?

腰椎滑脱是指脊柱某节椎体向前或向后移位。最常见的部位是腰$_{4-5}$,其次为腰$_5$至骶$_1$。腰椎滑脱可分为真性滑脱和假性滑脱两种。

真性脊椎滑脱是指脊椎崩解,椎骨一侧或两侧的椎弓根或关节空间骨质失去连续性,脊椎崩解进一步发展,使患椎向前移位,亦称峡部不连,为先天发育不良造成。假性腰椎滑脱系指椎骨峡部仍保持完整而因椎间盘退行性变或其他原因使关节突、关节关系发生改变,使患椎发生滑移,也称为退行性脊椎滑脱。患病年龄多在 60 岁左右,以女性为多。腰椎滑脱引起坐骨神经痛的原因有以下几种。

（1）脊椎崩解及滑脱时,脊椎松动不稳,向前方移位的椎体与其下椎体间的韧带、筋膜均长期处于紧张状态,支持结构软弱,周围组织充血、水肿,对神经末梢挤压或刺激,反射性引起坐骨神经痛。

（2）腰椎发生退行性变,腰椎间隙变窄,椎体间不稳,小关节突退行性变,关节突肥大,关节囊松弛,出现椎体前移。在中立位时,尚可维持正常排列,但屈伸时可逐渐发生一定程度的前移或向后滑移,严重者可致椎间孔狭窄,压迫神经根,产生坐骨神经痛。

（3）峡部缺损时,纤维组织增生,压迫或刺激神经根,滑脱也可牵拉神经根。由于外伤造成局部出血、水肿并压迫刺激神经根,产生坐骨神经痛。

（4）椎体前移,在相邻椎体后缘形成阶梯,关节位置错乱直接压迫神经根,出现坐骨神经痛。

36. 什么是第 3 腰椎横突综合征?

第 3 腰椎横突综合征是以第 3 腰椎横突部明显压痛为

特征的慢性腰痛，是常见的腰痛疾病，发病者多数为青壮年。临床表现为一种慢性劳损过程。第3腰椎横突较长，附着在其上的腰背肌过度活动、劳累时，因长时间磨损、挤压与牵拉，造成肌肉痉挛、水肿、渗出及纤维增生，使腰椎失稳，经过此处的皮神经受到刺激而产生腰臀部疼痛，并沿大腿向下放射至膝关节，活动时腰部疼痛加重，可触及条索状物。如再遇外力或受寒等原因，可引起一侧腰肌紧张或痉挛，并可引起对侧的肌肉在牵拉、反牵拉作用下导致损伤，产生腰痛。

37. 什么是非脊柱疾病性腰腿痛？

　　非脊柱疾病性腰腿痛又称牵扯性腰腿痛。这种腰腿痛的主要原因不是脊柱本身，而是在脊柱以外的组织和器官。这些脊柱以外的组织和器官的病变，可以压迫或破坏腰背部的脊柱和神经，引起坐骨神经痛，也能压迫或破坏脊柱附近的其他组织，引起坐骨神经痛。所以，这种坐骨神经疼痛可表现为局部或持续性的，无论患者在休息或活动时均感到疼痛。能引起这类腰腿痛或坐骨神经疼痛的主要疾病有以下几种。

　　（1）主动脉瘤压迫或破坏脊椎而产生局部性和持续性疼痛。

　　（2）腹膜后脓肿、腹膜后硬纤维瘤或纤维肉瘤等，因压迫或侵蚀脊椎，也能引起疼痛。

　　（3）肾盂肾炎的主要局限性症状为腰背疼痛和脊肋角压痛与叩击痛，其疼痛常以一侧明显，两侧感染时，两侧均感疼痛。

（4）肾或输尿管结石疼痛多发生在肾结石的同侧腰部，多属钝痛、酸痛、阵痛，疼痛极不典型。进行尿常规化验，多数有红细胞，是泌尿系统结石的重要证据。必要时可摄 X 线腹部平片，或进行泌尿系造影，即可确诊。

（5）原因不明的腰腿疼痛，患者可能有轻度的外伤史，发病年龄较轻，对环境的变化非常敏感。在临床检查时，脊柱无任何阳性体征，但在发病前精神上受过刺激等。

（6）脊髓神经病变，如蛛网膜炎、蛛网膜下腔出血、脊髓神经肿瘤、转移癌等，也可以引起腰痛与坐骨神经痛。

二、诊断与鉴别诊断

38. 坐骨神经痛压痛点多在什么部位？

坐骨神经痛在体表的压痛点因受损部位不同而不同。

干性坐骨神经痛沿坐骨神经走行有几个压痛点，即坐骨孔点（坐骨孔的上缘）、转子点（坐骨结节和转子上方）、腘窝（腘窝中央）、腓骨点（腓骨小头之下方）、踝点（外踝之后）。还有肌肉压痛，以小腿中部肌肉的压痛最为显著。

根性坐骨神经痛在病变水平的腰椎棘突或横突常有压痛，压迫时疼痛常由局部向该侧下肢放射。有时于患侧的臀部坐骨大孔区也有压痛，臀以下的坐骨神经痛较轻或不明显。

39. 坐骨神经痛怎样按部位分类？

根据坐骨神经病变损害部位不同，临床上出现疼痛的症状也不同，因此可分为根性坐骨神经痛、干性坐骨神经痛、丛性坐骨神经痛。

（1）根性坐骨神经痛：是指腰骶神经根于椎管内部或外部遭受各种病变刺激或压迫引起的疼痛。其特点为放射性疼痛明显，疼痛以坐骨神经近端为主，腰脊椎旁有明显压痛并沿坐骨神经走行向下肢放射,排便、咳嗽等腹压增高时,可加重疼痛。

(2)干性坐骨神经痛:是指椎间孔以外的坐骨神经干段受到各种病变的刺激或压迫而引起的疼痛。其特点为患侧下肢沿坐骨神经干呈放射性疼痛,尤以坐骨神经远端为多见,在臀部以下沿坐骨神经走行方向有压痛点,排便、咳嗽等腹压增高时,疼痛不加重。

(3)丛性坐骨神经痛:较少见。在解剖上,腰丛和骶丛极为接近,如骶丛受累,则以坐骨神经痛突出。临床特点以骶部痛为主,向下肢放射性疼痛的区域较广泛,除沿坐骨神经分布区放散外,还伴有会阴部、腹股沟、股前区放射性疼痛。

40. 坐骨神经痛有哪几种类型?

坐骨神经痛根据病情的程度进行分类,一般分为轻度、中度、重度 3 类。

(1)轻度(亦称慢性):病程时间长,可以坚持轻度体力劳动和正常生活,疼痛能忍受,但遇气候变化及寒冷、潮湿或姿势不正确等,即出现疼痛,疼痛不放射。检查时肌肉无萎缩,直腿抬高试验在 60°以上,神经反射正常。

(2)中度(亦称亚急性):病情不稳定,时重时轻,轻时能参加轻度体力劳动及正常生活;疼痛发作时,要服用止痛药;在气候变化,遇寒冷、潮湿或姿势不正确时,疼痛难忍并向下肢放射。检查时有轻度肌肉萎缩,直腿抬高试验在 30°～60°,神经反射减弱。轻、中度坐骨神经痛多有慢性腰椎间盘突出病史或受潮湿、寒冷因素。中老年人可有骨赘形成,或腰椎骶化所致。

(3)重度(亦称急性):患者病情严重,多为急性腰部损伤或慢性损伤急性发作,严重影响生活,疼痛体征呈典型放射性坐骨神经痛。检查时有明显肌肉松弛、萎缩,直腿抬高试验在30°以内,神经反射减弱或消失。90%以上由腰椎间盘突出引起。

41. 引起坐骨神经痛的常见疾病有哪些?

(1)根性坐骨神经痛

①最常见的原因是腰椎间盘突出症、腰椎管狭窄症及椎间孔狭窄和腰骶椎增生性脊柱炎。

②先天性畸形,如隐性脊柱裂、腰椎骶化、骶椎腰化、椎弓峡部裂与脊椎滑脱、小关节紊乱与脊椎横突异常。

③外伤及软组织疾病,如腰骶部骨折、黄韧带肥厚、肌纤维织炎。

④骨关节的炎症和感染,如强直性脊椎炎、脊椎结核、化脓性脊椎炎。

⑤其他,如骨质疏松症、蛛网膜下腔出血、血管疾病、肿瘤等。

(2)干性坐骨神经痛:发病原因常为周围组织损伤或炎症,如梨状肌损伤综合征、坐骨神经本身的局限性损伤(如刺伤或弹片伤)、神经纤维瘤、下肢血管瘤及臀部肌注刺激性药物等所致。

(3)丛性坐骨神经痛:临床较常见为骶髂关节炎、骨盆外伤、盆腔器官疾病（如子宫附件炎等妇科疾病）、慢性前列腺炎及糖尿病等。此型临床比较少见。

42. 坐骨神经痛是否受腹压增高的影响？

患有坐骨神经痛在排便、咳嗽用力引起腹压增高时疼痛是否会加重，这与坐骨神经受压部位关系密切。根性坐骨神经痛受累部位在根管或椎管内，因此受腹压影响较大，如在排便、咳嗽、打喷嚏等增加腹压时可加重疼痛。而干性坐骨神经痛受累部位在椎间孔以外，以盆腔出口处最多见，故受腹压影响不大，在排便、咳嗽、打喷嚏等增加腹压动作时不加重疼痛，或影响较弱。

43. 患有坐骨神经痛可引起下肢感觉、运动障碍吗？

坐骨神经痛可由多种原因引起，有些可导致坐骨神经通路及分布区出现感觉、运动障碍。如根性坐骨神经痛在急性期常有病区感觉异常和痛觉过敏；而当神经根受累时间较长或受压较明显时，渐出现麻木、痛觉减退或消失。其感觉障碍范围取决于受压部位，如腰$_{4-5}$椎间盘突出时，感觉障碍区多出现在小腿外侧、后外侧或足背内缘。而骶$_1$神经根受累时，则在足跟部或足外缘感觉障碍。检查这些区域常有轻度感觉减退，并伴有下肢皮肤发凉、苍白、干燥。干性坐骨神经痛的皮肤感觉异常较根性更明显，患侧足部苍白、发绀，触之较凉，皮肤干燥、粗糙。

坐骨神经受压、受损时，会导致坐骨神经所支配的肌肉萎缩,视受压程度、部位、时间的不同,其所支配的肌肉可出现肌力减弱及肌肉萎缩。如坐骨神经痛病情较重或病程较长者,可有部分小腿肌无力,以及臀部、大、小腿肌肉松弛和萎缩。突出的椎间盘压迫神经根严重时,可产生神经麻痹而致肌肉力量减弱,甚至瘫痪。当腰$_{4-5}$椎间盘突出压迫腰$_5$神经根可出现胫前肌及趾伸肌肌力减弱,足的背伸力、外展力减弱。当腰$_5$至骶$_1$椎间盘突出压迫骶$_1$神经根时,可出现腓肠肌、比目鱼肌、趾屈肌肌力减弱,出现足尖上翘和足跟上抬无力。引起患肢肌肉萎缩有两方面因素:一是由于神经根受压,营养障碍,导致运动障碍;二是患肢坐骨神经痛负重减少,引起肌肉失用性萎缩。

44. 坐骨神经痛患者应怎样配合医师做检查?

作为一名患者,当医师询问病史时,应客观地、具体地回答医生的提问,如有无外伤史及受凉或潮湿等;发病的时间;发病后病情变化;疼痛或麻木的具体部位及体位变化的影响;疼痛或麻木等症状与天气、运动、冷暖的关系;发病后经过了哪些治疗,效果如何;有没有其他相关的疾病,如泌尿系结石、脊柱结核、脑血管意外、隐性脊柱裂、肿瘤、糖尿病等;女性患者若在经期、孕期、哺乳期,均应说明。

在医师查体过程中,患者应尽量放松身体,在查压痛点时应明确告诉医师压痛的部位、程度,如果有多个压痛点可说明它各自的程度,是否放射痛,放射到哪里。如做直腿抬高试验时应在疼痛或麻木出现明显加重时说明,如果疼痛剧烈可告诉医师轻点,不要拒绝检查或含糊应付。当医生检查腰部脊柱活动度时,如患有根性坐骨神经痛时,患者的腰部表现很明显的僵硬,脊柱的功能位及活动度受限,在对患者做检查时,可发现患者的腰背肌肉僵硬,或板状腰,功能位异常现象(图10)。

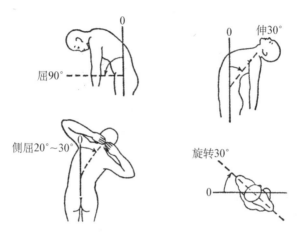

图10 腰椎活动度

查肌力时应用最大的力量按医生的要求去做。检查感觉往往比较复杂,医生要反复对比左右或上下找出感觉减退的范围。

摄 X 线片时要求患者充分暴露局部,丝、毛衣物可吸收一部分 X 线,使图像模糊不清,应尽量避免。

治疗要遵守医师的医嘱,不懂的地方要仔细询问,弄清治疗的目的。尤其是用药的情况及治疗的不良反应,最好能与医师进行必要的交流。对于注意事项,如卧硬板床休息、自我疗法、卧床锻炼、按时服药、晚上睡前热水泡脚等,最好事先了解清楚。

45. 坐骨神经痛患者应该做哪些检查？

　　首先,注意观察患者步态有无跛行、垂步等,脊柱有无畸形,有无侧弯,腰椎笔直、后突或过度前突,两侧腰背肌是否对称,骨盆有无倾斜。脊椎功能有无障碍,沿坐骨神经走向有无压痛点。坐骨神经牵拉试验、直腿抬高试验、屈颈试验、下肢旋转试验、交叉直腿抬高试验、梨状肌紧张试验等是否阳性。感觉、运动、反射方面有无改变,肌肉有无萎缩等。通过上述检查,可初步判断是何种类型的坐骨神经痛。腿部活动是牵扯坐骨神经活动,关节活动度正常,而反牵拉坐骨神经,表现疼痛加重,当出现干性坐骨神经痛的患者,由于神经周围出现炎症性反应,对髋关节和膝关节是否有反应,如出现髋、膝功能受限,但在松弛时检查关节功能都在正常范围内。这是检查关节病变与神经功能损伤的一种区别(图 11)。

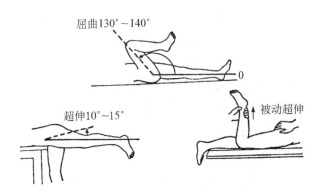

图 11　正常髋、膝关节活动度

其次,可针对病情进行 X 线摄片检查,先照正侧位片,根据情况可再照斜位片和功能位片。若坐骨神经痛疑有脊柱病变引起者,可进行 CT 检查,确定椎管病变的部位、性质。磁共振成像检查能显示和观察到脊柱的解剖结构及脊柱周围和椎管管腔内的各种软组织,但价格昂贵,一般能用 X 线、CT 检查明确诊断的,不必做磁共振成像检查。肌电图检查可以确定病变的节段、范围、程度。椎管造影检查,又称脊髓腔造影术。随着影像技术的发展,造影技术不断改进,脊髓造影检查的诊断价值进一步提高,但由于造影剂能刺激蛛网膜,椎管造影术一般不作为常规检查。

46. 什么是梨状肌紧张试验？有何临床意义？

梨状肌是臀部最深层的一块肌肉,由于形状似梨形,所以称为梨状肌。人体最粗大的坐骨神经就是从梨状肌下方由盆腔孔穿出到大腿后侧。因此,临床上采取梨状肌紧张试验来检查坐骨神经损伤与否。

患者仰卧位于检查床上,将患肢伸直,做内收、内旋动作,则牵拉坐骨神经出现放射性疼痛,再迅速将下肢外展、外旋,疼痛随即缓解。即为梨状肌紧张试验阳性。此项检查对判断患者的梨状肌是否损伤及损伤程度有重要意义。

47. 什么是"4"字试验？有何临床意义？

"4"字试验是临床上用来检查骶髂和髋关节的诊断方法。因为下肢在做"4"字姿势时大腿部肌肉紧张,坐骨神经受牵拉,骶髂关节呈分离状态和髋关节囊呈紧张状态。如骶髂或髋关节有病变时,就会出现疼痛,为阳性,否则为阴性。此方法可对骶髂或髋关节结核病变与坐骨神经痛进行鉴别诊断。

检查方法:患者平卧检查床上,双下肢自然平放,检查者提起患者一侧的踝部,置于对侧肢体的膝关节上(亦称跟膝试验),此时检查者一手掌按压患者的膝关节,另一手掌按压对侧的髂前上棘。往下按压时,压痛为阳性,不痛为阴性(图12)。一侧检查完毕,用同样方法检查对侧。

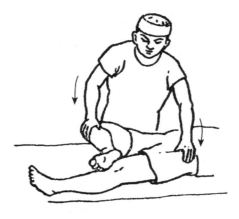

图12 "4"字试验

48. 什么是弓弦试验?有何临床意义?

弓弦试验是检查坐骨神经痛的方法之一,在坐骨神经紧张之际进行牵拉,以观察患者病变部位的疼痛变化。

患者端坐于床边,两手扶住床沿,两小腿自然下垂。检查者先将患侧小腿缓缓抬起,直至出现腰腿部放射痛为止,继而再将该侧膝关节略加屈曲至疼痛刚刚消失,检查者并用两腿夹其足,以保持此位置不变,然后用两手的中、示指压迫其腘窝中间(使通过此处胫神经受压而牵拉坐骨神经)。若放射痛又出现,并随压力增大而疼痛逐渐加剧,则为试验阳性,表示坐骨神经根受损是由椎间盘突出所致。

49. 什么是屈颈试验?有何临床意义?

屈颈试验亦为诊断坐骨神经痛的检查方法,有 3 种形式。

(1)坐位屈颈试验:患者坐位,双下肢自然伸直,此时坐骨神经已处于紧张状态,然后做头部前屈动作,引起腰腿痛者为阳性。

(2)仰卧位屈颈试验:患者取仰卧位,两腿伸直,检查者一手按住患者的胸部,使脊柱的胸、腰段紧贴床面而不参与运动,另一手托起患者头部慢慢向前屈,直到下颌抵住胸部,停留 1~2 分钟,如出现腰腿痛或使原有腰腿痛症状加重为阳性。

(3)站立位屈颈试验:患者取站立位,双手自然下垂,检查者按住患者头顶部使其前屈,若患者感到腰痛或下肢放射痛为阳性。

屈颈试验阳性,具有较重要的临床意义。因为在屈颈时,它牵动脊椎韧带,使受力的脊椎部位产生牵拉而出现疼痛,患者能指出明确的疼痛部位。屈颈试验时,患者的颈部尽力前屈,椎管里的脊髓可上移 1~2 厘米,同时神经根也随之移动,若患者有坐骨神经损伤,在移动时可因受牵拉而疼痛,所以当患者疑有坐骨神经损伤时,可应用此试验来协助诊断。此方法简便易行,准确可靠。

50. 什么是直腿抬高试验?有何临床意义?

直腿抬高试验对于坐骨神经痛、腰椎间盘突出症患者是常用的一项重要检查方法,阳性率可在 90% 以上,在一定意义上可以反映坐骨神经痛、腰椎间盘突出症病情轻重和神经根受压程度,且方法简便可靠。

坐骨神经是由腰$_{4-5}$,骶$_{1-3}$神经根组合而成,只要坐骨神经被拉紧,则这 5 条神经根也都被拉紧,假若髓核突出压迫神经根或病变部位与神经根有粘连,就会造成坐骨神经痛,可有坐骨神经牵拉体征及直腿抬高试验阳性。

检查时患者仰卧,检查者一手握住患者踝部,另一手置于其大腿前方,使膝关节保持伸直位,抬高到一定角度,患者感到疼痛或疼痛加重并有阻力时为阳性,记录其抬高的角度,必须注明左侧或右侧(图 13)。正常人在仰卧位时下肢伸直,被动抬高的活动度为 $60° \sim 120°$,在抬高下肢至

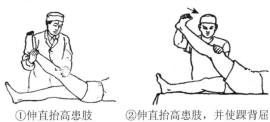

①伸直抬高患肢　　②伸直抬高患肢,并使踝背屈

图 13　直腿抬高试验

30°～70°时,神经根可在椎间孔里拉长 2～5 毫米,并无疼痛感,故以抬高 70°以上为正常。在进行直腿抬高试验时,应注意两侧对比,先试验健侧,并注意其最大活动范围,便于与患侧对比。直腿抬高试验阳性多见于腰椎间盘突出症、椎管内占位性病变、梨状肌综合征等。

51. 骨盆分离与挤压试验有何临床诊断意义?

骨盆分离与挤压试验是检查骶髂关节的方法,能鉴别腰部、骶髂关节和坐骨神经的关系(图 14)。

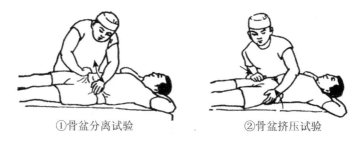

①骨盆分离试验　　　　②骨盆挤压试验

图 14　骨盆试验

(1)骨盆分离试验:患者仰卧检查床上,医师站在床旁,用双手按住患者骨盆两侧髂前上棘处,同时向下用力按压两侧的髂骨,在向下按压的同时,再向两侧推按,反复按压几次。如果按压时骶髂关节处疼痛,则病在双侧关节,为阳性。按压时不痛则为阴性。

(2)骨盆挤压试验:患者仰卧检查床上,检查者站在床旁,用双手按压于患者髂前上棘,同时用力向下挤压髂骨,并反复挤压,如果患者诉说臀后部内侧骶髂关节处疼痛,说明骶髂关节有病,为骨盆挤压试验阳性。若一侧痛,则痛侧骶髂关节有病,两侧痛则为两侧有病。

骨盆分离试验是增加骶髂关节囊前部的紧张度。骨盆挤压试验是增加骶髂关节囊后部紧张度。关节囊紧张度增加,瘢痕组织被拉紧,对末梢神经的压迫刺激也增加,故产生疼痛或疼痛加重,这是诊断骶髂关节损伤的有效试验。

52. 怎样鉴别诊断骶髂关节损伤?

骶髂关节损伤引起的疼痛是一种慢性疼痛,多见于分娩后的产妇,这种病与腰椎间盘突出症很相似,故常被误诊为腰椎间盘突出症或坐骨神经痛,因此延误了治疗。本病的主要症状和体征可归纳为以下几点。

(1)腰痛、骶髂关节痛和臀部痛,有时也有腿痛,走路困难,身体后仰,骨盆挤压与分离试验呈阳性。

(2)走路时患者的体态呈后仰,即腰脊柱向后倾斜,骶骨后倾保护性地减少骶髂关节囊的紧张度,也减少了损伤程度。

(3)由于这种病多同时发生在两侧关节,所以经常出现两侧或一侧腿痛,且多发生于下肢内侧或外侧,类似坐骨神经痛,说明是腰$_{4-5}$神经受压迫刺激的结果。

(4)骶髂关节是由骶骨和髂骨的耳状关节面构成的,关节面较大,周围被许多坚强的韧带包围,属于微动关节,由于分娩过程引起的骨盆各种韧带松弛,再加上产后休息不好,过分劳累或负重,增加了骶髂关节损伤的机会,引起关节囊周围瘢痕组织粘连,妨碍了骶髂关节的摩擦运动,可稍微活动的功能也完全失去了,因此在走路等动作时,便出现腰、骶部和臀部疼痛。

53. 为什么坐骨神经痛患者要检查下肢肌力?

许多坐骨神经痛患者,由于长期反复发作,对腰痛、下肢痛逐渐适应,仅感下肢局部麻木、自觉疼痛不严重。因此,在休息、治疗上也是断断续续,不能系统的正规治疗,病情受各种因素的影响,时好时坏,甚至当医师在给患者检查时,腰痛、直腿抬高试验并不十分明显,就认为这些患者病情不严重。其实不然,有些患者由于神经根长期受压,导致神经根受损,表现为这些神经支配的下肢神经反射与肌力减弱。因此,一旦检查发现下肢神经反射和肌力减弱,如患者的膝反射、跟腱反射、踇趾背伸和屈曲力量减弱、肌肉麻痹,甚至萎缩,说明其神经根不仅受压,而且已经有损伤。此时,应考虑行手术治疗。否则,长期拖延下去,导致损害的神经根长期受压、变性,以致不能恢复,必须通过手术或其他疗法解除对神经根的压迫。因此,在检查坐骨神经痛患者时,要注意检查其患侧下肢神经反射和肌力,以便判断病情的程度,采取及时正确的治疗方法,以免延误病情。

54. 患坐骨神经痛检查血、尿有何诊断意义?

坐骨神经痛患者检查血、尿,是因为有很多疾病都可能引起不同程度的腰腿痛的症状,在患者向医师诉说腰腿痛时,医师不但要根据病史、临床症状、体征及查体的结果来判断病变的位置、性质,还要查血、尿排除其他疾病,以求正确诊断。

(1)血常规:如患有脊椎急性化脓性骨髓炎时,因炎症反应刺激神经根,可引起放射性坐骨神经痛,检查血常规白细胞增高。

(2)血沉:是指红细胞在一定时间内沉降的速率。坐骨神经痛患者检查血沉,主要是与风湿病进行鉴别诊断。

(3)类风湿因子(RF):是一种自身抗体,主要存在于类风湿关节炎患者的血清和关节液中,简称 RF 因子。患类风湿关节炎的患者,可出现类似坐骨神经痛的一些症状,故亦应鉴别诊断。

(4)尿常规:尿路感染、泌尿系结石等,均可出现腰痛、下腰部疼痛,疼痛向会阴部放射,尿中可出现大量红细胞(血尿),为泌尿系结石的重要依据。而尿路感染在急性期尿中白细胞增多,并常有蛋白、管型等。坐骨神经痛患者进行尿常规检查,主要与尿路感染、泌尿系结石相鉴别。

55. 坐骨神经痛患者检查肌电图有什么临床意义?

肌电图是通过描述神经肌肉单位活动的生物电流,来判断神经肌肉所处的功能状态,从而对疾病做出诊断。

如神经根发生病变时,其支配的肌肉肌电图都会出现失电位,而邻近的上一个或下一个神经支配的肌肉仍然正常,呈明显的根性分布。肌电图不仅可以帮助确定病变的节段、范围和程度,同时肌电图检查可以了解神经根压迫的程度及神经变性的恢复程度。脊柱疾病是引起坐骨神经痛的重要原因之一。椎间盘突出、骨赘挤压、小关节错位、椎间孔缩小变形、椎管狭窄、椎体移位等病变,都可以压迫脊神经根,使神经根缺血、水肿、变性,产生坐骨神经痛,引起肌力减退和萎缩,并出现相应部位的肌电图、神经传导速度的异常,所以肌电图是检测神经肌肉单位活动的生物电流,以此判断神经肌肉的功能。在临床上,若能将临床一般检查、影像检查和肌电图检查联合应用,就能提高坐骨神经痛诊断的准确性。

值得注意的是,当检查出现异常肌电位时,即说明有神经根受压现象,如不能及时解除被压迫因素,时间过久,神经根就可能发生病理性变化。

56. X线检查对诊断坐骨神经痛有何帮助?

坐骨神经痛不是独立的疾病,而是由多种病因引起的综合征,其中95%以上是由脊柱病变引起。X线平片是目前诊断坐骨神经痛常用辅助检查方法,对坐骨神经痛的诊断及各种病因的鉴别诊断都具有重要的参考价值。一般是摄正、侧位片,如病变显示不清或难以解释临床症状时,可以再摄左、右斜位片和功能位片(屈伸位片)。

(1)正位片:可以显示腰椎的生理弧度是否改变,有无侧凸,两侧横突大小有无异常,有无多椎或移行椎、隐裂、棘突偏歪及椎间隙是否两侧等宽,以及椎弓根关节突的形状是否变异等。还可观察两侧腰大肌阴影是否清晰。腰大肌阴影的模糊、膨胀常可提示腰大肌脓肿的存在;关节突增大和椎弓根间距变小,提示椎管狭窄症的可能。

（2）侧位片：可以观察腰椎曲度，腰骶角的大小，椎体有无压缩、楔形变，还可以测定椎间隙大小、椎管矢状径、椎间孔大小、椎弓根上切迹、椎间隙等。

（3）斜位片：如怀疑有关节及峡部病变，而正、侧位片显示不清者，应加摄左、右斜位片，在斜位片上可以清楚地显示一侧的上、下关节突及峡部。适用于腰椎滑脱引起的腰腿痛的检查。

（4）功能位片：是指让患者呈屈曲位及伸展位拍摄侧位或斜位片，或在左、右侧屈曲时拍摄正位片以显示运动状态下病变情况。适用于脊柱不稳定的腰腿痛患者。

57. CT 扫描对诊断坐骨神经痛有何帮助？

随着医学科学的发展，CT 已广泛应用于临床，其原理是通过多个或单个 X 线束带源，对受检部位进行断层扫描。

CT 是从 20 世纪 70 年代开始发展起来的计算机体层扫描技术，具有检查方便、图像清晰、密度分辨率高、安全无痛苦等优点。在普通 X 线图像中不易显示的组织器官和病变，采用 CT 扫描能够显示出来。

高分辨 CT 脊柱扫描能显示体内各种组织，如神经、脊髓、椎间盘，并能准确地显示椎体骨骼的完整结构，以及观察椎管的形状和大小，神经根等情况。坐骨神经痛疑有脊柱病变者，均可进行 CT 扫描，以明确坐骨神经痛的病因，确定椎管病变的位置、性质和范围，对疾病做出诊断。

CT 检查费用较高，目前不宜作为坐骨神经痛的首选检查方法，对原因不明的坐骨神经痛，在进行症状、体征、X 线片等检查后,诊断仍未明确时,可以选择 CT 检查。

58 磁共振成像对诊断坐骨神经痛有何帮助?

磁共振成像(MRI)是 20 世纪 80 年代初期出现的一种新型的医学影像诊断技术,是利用原子核在磁场内共振而产生影像的一种新的诊断方法。磁共振成像是立体地观察人体结构的变化及相互的关系,兼有常规 X 线的纵向观察与 CT 横向观察的优点,灵敏度高,对人体无害。脊椎磁共振成像能显示脊椎的解剖结构,还能直接观察到脊柱周围和椎管腔内的各种软组织,显示和区分髓内、髓外的病变,能够清晰地观察椎体、髓核和纤维环结构,可对腰椎间盘病变做出定位、定性诊断。对于脊柱肿瘤显示清楚,对脊柱结核和转移癌诊断率高,对坐骨神经痛的病因诊断有重要意义。目前磁共振成像在国内外已被广泛地应用于临床各系统的疾病检查诊断中。

59 坐骨神经痛患者是否需要做椎管造影?

椎管造影检查可以极早发现椎管内病变,明确病变部位、性质和范围的大小,对坐骨神经痛的病因和明确诊断,尤其对判断椎管内狭窄有决定性意义。

随着现代科学技术的发展,目前已很少开展椎管造影,因为椎管造影危险性大、偶尔留下后遗症、X 线的设备要求高、操作技术要求熟练。而现代的先进检查设备(如 CT 检查),方便、快捷,患者无任何疼痛和危险,无后遗症,不需要高档 X 线设备等,而且准确率非常高。所以,现在的坐骨神经痛患者,都不主张做椎管造影检查。

60. 腰椎管狭窄症有哪些特征?

腰椎管狭窄症是导致坐骨神经痛常见的原因之一。通常腰椎管狭窄包括 3 个部分,即主椎管、神经椎管及椎间孔狭窄。凡是各种原因引起的骨质增生或纤维组织增生肥厚,导致腰椎管或神经根管或椎间孔的狭窄而致马尾神经或神经根受挤压,出现症状者,均为腰椎管狭窄症。腰椎管狭窄又分为原发性和继发性两种。原发性腰椎管狭窄又称先天性椎管狭窄,是指生长发育过程中发育不良所造成的,其中包括椎弓根较短、两侧椎弓根间距小,即所谓两侧小关节向中央靠拢、椎板肥厚、椎体后缘或小关节的肥大或变异等。继发性腰椎管狭窄是指后天因素所造成的,包括椎间盘突出、椎体脱位、椎体后缘骨质增生、黄韧带肥厚与松弛等。临床上按其累及解剖部位,可分为中央型(主椎管狭窄症)和侧方型(侧隐窝狭窄症)两大类。

一般来说,腰椎管狭窄的患者年龄偏大,病变部位常有压痛,椎旁肌肉可有痉挛,特别是腰不能后伸为本病的重要体征。如果怀疑有腰椎管狭窄时,可拍摄腰椎正、侧位 X 线片,能清楚显示腰椎形态、椎管的大小、骨质增生情况,特别是侧位片,可见明显骨质增生的骨刺突入椎管内。为了进一步明确诊断,CT 扫描可以更清楚地显示椎管狭窄程度、部位等。

61. 诊断腰椎管狭窄症有哪些检查方法？

诊断腰椎管狭窄症的检查方法，除了医师检查患者腰椎的外观（有无畸形）、活动状态（有无压痛、放射性疼痛）、双下肢感觉、肌力改变，以及下肢腱反射等，需进行如下辅助检查。

（1）X线摄片：一般宜清洁灌肠或排便后摄腰椎正、侧位片，这样的X线片清晰，没有肠气或粪便阴影的干扰。X线片不仅可以显示正常或腰椎异常排列、骨质增生、椎间隙变化，而且还可以排除其他腰椎病变，如腰椎骨质疏松、腰椎肿瘤或腰椎结核等。

（2）CT扫描：可清楚显示腰椎结构变化、椎间盘病变、椎管形态及大小、黄韧带及椎板有无增厚及侧隐窝有无狭窄等。CT对诊断腰椎管狭窄有重要价值。

（3）磁共振成像：为目前最先进的无创性诊断方法，比CT更清楚地显示腰椎及椎管形态和狭窄情况，同时可从矢状面和横断面显像。

（4）椎管造影：是腰椎管狭窄症的动态检查方法，尤其适用于腰椎不稳或腰椎滑脱引起的狭窄。它可以在腰椎活动情况下清楚地显示腰椎管狭窄节段、程度等。但因其为有创性检查方法，一般仅适用于患者手术前的明确诊断。

（5）肌电图：是用于测定神经运动和感觉传导速度的一种诊断方法，可以准确地区别下肢肌萎缩、感觉异常是神经源性改变还是肌源性变化，从而帮助判断患者有无神经根的损害。

62. 怎样鉴别腰椎管狭窄症与椎间盘突出症？

腰椎管狭窄是指各种原因引起腰椎管、神经根管或椎间孔狭窄而产生临床症状的一种综合征；而腰椎间盘突出症是腰椎间盘髓核突入椎管内，产生神经根受压症状的神经根疾病。严格地说，腰椎间盘突出症应该包括在腰椎管狭窄症的范围之内，因为髓核突入椎管内势必引起腰椎管狭窄。但由于腰椎间盘突出症有其独特的发病特点、原因、临床表现和治疗方法，所以通常把腰椎间盘突出症作为一种独立的疾病。怎样鉴别这两种疾病呢？①在发病年龄上有明显的差异，即椎管狭窄症多为中老年人；而椎间盘突出症的患者则为中青年人。②腰椎管狭窄患者多无外伤史，病程较长，症状多为持续性、进行性加重；而腰椎间盘突出症多数有外伤史，发病突然，严重时患者不敢咳嗽或排便，症状时轻时重。③检查患者时，腰椎管狭窄的患者为腰椎后伸受限，缺乏明显神经根受压的表现；腰椎间盘突出症者腰椎前屈受限，病变处有压痛和放射痛，有与病变部位一致的神经根受压表现，如下肢及足部的感觉异常、肌力减退、腱反射减弱或消失等。④腰椎管狭窄患者的 X 线片上有明显的骨质增生，CT 片上可见小关节改变，黄韧带肥厚，腰椎管矢状径变小等；而腰椎间盘突出症患者的 X 线片可有椎间隙变窄，椎体后缘突出的软组织阴影，CT 片上可以明显看到突出的椎间盘组织。

63. 腰椎间盘突出致坐骨神经痛有哪些特征?

我们知道,坐骨神经来自腰$_{4-5}$神经根和骶$_{1-3}$神经根。因而,腰$_{1-2}$或腰$_{2-3}$或腰$_{3-4}$椎间盘突出一般不会影响坐骨神经。当腰$_{4-5}$或腰$_5$至骶$_1$椎间盘突出后,可刺激、压迫神经根,并产生根性坐骨神经痛的特征。其特点为放射性疼痛明显,疼痛以坐骨神经近端为主,并沿坐骨神经走行向下肢放射,排便、咳嗽等增加腹压的动作可加重疼痛,腰脊柱旁有明显压痛点。典型者压痛向同侧臀部及下肢沿坐骨神经分布区放射。突出的髓核刺激和压迫了坐骨神经,出现坐骨神经支配区感觉异常,早期表现为皮肤痛觉过敏,而当神经根受累时间较长或受压较明显时,渐出现麻木、刺痛、感觉减退、患肢无力。腰$_{4-5}$或腰$_5$至骶$_1$椎间盘突出压迫坐骨神经,受压时间较长或较重时,可出现所支配的肌肉肌力减退或萎缩。腰$_5$至骶$_1$椎间盘突出后,骶$_1$神经受到刺激或压迫时,跟腱反射可减弱或消失。坐骨神经牵拉试验,如直腿抬高试验、屈颈试验、弓弦试验均可出现阳性。

64. 腰椎间盘突出物对周围组织有什么影响?

腰椎间盘突出物可以刺激或直接压迫神经根,或离开硬膜囊而进入神经根鞘的马尾神经,还会侵犯周围组织而引发症状,以及腰椎间盘突出物侵犯后纵韧带及纤维环表面的神经支,引起腰骶部及臀部疼痛。突出物偏后中央时,主要表现为腰痛;突出物居中央者,常表现为腰臀部疼痛;

中央型的突出物还可以侵犯硬膜囊及马尾神经,引起腰痛或鞍区感觉障碍;突出物可以压迫椎管内的静脉丛,使静脉回流受阻,硬膜外脂肪也因受压而减少,或因缺血、缺氧及渗出液刺激而产生炎症反应,有时可见神经根周围水肿和粘连,也可因无菌性炎症引起腰痛。

由于解剖关系,腰椎间盘突出物常常是影响突出的下一个椎间孔的神经根,而不是突出的同一个椎间孔的神经根。因为骶神经根发出高于腰$_5$至骶$_1$椎间盘平面,所以腋下型椎间盘突出多发生于腰$_5$至骶$_1$。

65. 腰椎间盘突出症的 X 线片有哪些表现?

X线片是检查腰椎间盘突出症常规检查手段之一,一般主张拍摄腰椎的正位片和侧位片。

(1)腰椎正位片:可见一定程度的向左或向右的侧弯。侧弯方向可视为突出物压迫神经根位置,病变椎间盘所在间隙较邻近的椎间隙显著变窄且突出部位的椎间隙可显示左右不等宽。椎体边缘有各种形状的骨刺,部分可有不同程度的棘突偏歪。

(2)腰椎侧位片:腰椎侧位片在诊断上意义较大。

①腰椎生理曲度的改变:腰椎生理曲度可消失,或出现平腰,甚至可出现腰椎后凸。

②腰椎间隙的改变:由于椎间盘退变、萎缩、压力增加,使椎间隙变窄。腰椎椎体边缘呈唇样增生或椎体边缘有凹形压迹,腰椎间隙可出现前窄后宽,腰椎间隙缩小,单个腰椎间孔变窄。腰椎间隙前窄后宽,一般为纤维环的不完全

破裂后髓核膨出的表现,腰椎间隙缩小或明显狭窄,则为纤维环破裂,髓核突出的表现。

上述改变是腰椎间盘突出症 X 线片的典型表现,不但可以确诊腰椎间盘突出症,还能确定腰椎间盘突出的具体位置,并能与其他疾病,如腰椎骨折、腰椎结核、肿瘤、强直性脊柱炎、腰椎退行性变骨关节疾病鉴别。因此,X 线片对诊断腰椎间盘突出症有一定意义,只要密切联系临床,认真仔细查体。X 线片诊断腰椎间盘突出症是较准确的。

66. 怎样判断梨状肌损伤引起的坐骨神经痛?

梨状肌损伤综合征是坐骨神经痛的主要原因之一,疼痛是梨状肌损伤综合征的主要表现。疼痛以臀部为主,自觉患肢无力、变短,走路时出现跛行。臀深部肌肉疼痛,并向同侧下肢的后面或后外方放射,偶尔有小腿外侧和足趾发麻,走路时身体呈半屈形。严重者臀部呈"刀割样"或"火烧灼样"疼痛,双下肢屈曲困难,双膝跪卧,夜不能眠。患侧臀肌松弛,可有萎缩,在梨状肌部位,可触及条索状肌束,局部变硬,压痛明显。直腿抬高试验在 60° 以内出现疼痛,而超过 60° 以后,疼痛反而减轻。梨状肌紧张试验阳性。腰部检查时一般无压痛点,亦无其他明显异常。

67. 腰椎滑脱引起的坐骨神经痛有哪些临床特点?

(1)腰骶部疼痛:开始时出现下腰痛或腿痛,多为间歇性钝痛,一般不影响日常生活。在负重或过度劳累时疼痛症状加重,经卧床休息后疼痛减轻或消失,但不能完全缓解。

（2）下肢放射痛或麻木感:最初痛点位于臀部或大腿后部,向腰骶部及小腿放射,跛行或走路时左右摇摆,弯腰活动受限,下肢相应的神经支配区域皮肤麻木。如滑脱的椎体前移较多,可出现鞍区麻木,大小便失禁,下肢某些肌肉无力或麻痹,严重者可出现不完全瘫痪。

（3）局部压痛:局部触诊检查时可发现,患椎棘突处压痛,局部形成台阶感。下腰段有前凸增大,或保护性强直的表现。后伸受限并有腰痛为本病的特征之一。

（4）X线片特点:侧位腰椎X线片上可见到上下关节突间由后上向前下的裂隙。真性滑脱斜位片上则可以见到"狗颈戴项链"的典型征象。

68. 隐性脊柱裂的临床表现有哪些？如何诊断？

隐性脊柱裂是指椎骨在发育过程中两侧椎弓不相融合,在棘突与椎板区产生了不同程度的裂隙,常好发于第5腰椎和第1骶椎,重者骶骨后部可全部裂开,也可以为一窄缝,裂缝整齐或不规则。

隐性脊柱裂不是产生腰腿痛的直接因素,但由于隐性脊柱裂时,椎板间有不同程度的裂隙,而裂隙处仅为纤维连接,缺乏骨性融合,致椎板部各韧带及周围各肌肉却附着在脊柱隐裂部,由于缺乏骨性附着点或附着不牢固,从而使腰骶段脊柱的稳定性减弱,易于劳损引起下腰痛。

隐性脊柱裂是一种相当多见的脊柱畸形,一般不认为是一种疾病,因为许多人自出生后,就存在着这个缺陷,但

始终没有任何症状,也不知道自己有畸形,多在体检时摄 X
线片偶然发现。若裂隙严重伴有游离棘突者,常在弯腰时
因棘突刺激硬脊膜造成硬脊膜病;伴劳损者则出现下腰部
酸痛,常因扭伤或劳累后急性发作;伴下肢坐骨神经放射
痛,是因脊柱裂与脊髓神经根间发生粘连所致。拍摄 X 线
正、侧位片是确诊隐性脊柱裂的首选方法。

69. 臀肌筋膜综合征有哪些临床表现?

臀肌筋膜综合征在发病前常有腰或臀部损伤及慢性劳
损病史。其主要症状是患侧臀部疼痛或沿坐骨神经走行疼
痛、麻木,有时伴有肌肉痉挛,活动受限,臀腿部麻胀、发凉、
蚁行感等异常感觉,局部可有明显的压痛点或触及疼痛筋
束或痛性筋结。

压痛点在臀部表浅位置时,疼痛只限于臀部,患者可以准
确指出痛点。压痛点在肌肉深层时,疼痛范围广,甚至放射到
肢体远端,患者可以说出放射痛的方式,却找不到明确的疼痛
点。典型的痛性筋束常可在患者的臀中肌区触及,一般用拇
指重压就能触压到,粗为几毫米至十几毫米,长 3~4 厘米,可
被推动,当重按拨动时,患者感到酸、胀、麻、疼痛难忍,并向大
腿后侧或小腿外侧放射。此条索状筋束的方向大致与臀上皮
神经的主支走行的方向一致。多数学者认为,此条索状筋束
在急性发病中为肌束痉挛所致,是臀中肌损伤的表现,在慢性
病患者中,有的则为肌纤维织炎,有的则为纤维化粘连形成。
化验检查和 X 线片检查多无明显异常。

70. 根性坐骨神经痛有哪些临床表现？

根性坐骨神经痛主要临床表现为以腰痛为主，患者以弯腰、驼背、屈腿，行走时跛行步态，检查时主要为腰痛为主，腰部有叩击痛，腹压增加和咳嗽时，可产生腰痛和放射性腿痛，可产生相应的感觉障碍和反射改变。个别严重者可有臀及小腿肌肉无力、松弛和萎缩现象。在腰椎棘突旁有明显压痛点及神经牵拉征，直腿抬高试验、屈颈试验可为阳性，脑脊液检查无明显异常改变。

患者常感腰骶部及腿部放射痛明显，疼痛以坐骨神经近端为主，并沿坐骨神经走行向下肢放射，在持续性疼痛基础上有阵发性加剧，夜间更甚。咳嗽、用力排便等能升高腹压的动作均可使疼痛加重。

根性坐骨神经痛与腰椎间盘突出症很难鉴别。

71. 干性坐骨神经痛有哪些临床表现？

干性坐骨神经痛一般无腰痛症状，但疼痛区域广泛，其受累范围表现为胫神经和腓总神经支配区的感觉、运动及反射障碍，除臀部、大腿外侧、小腿后外侧及足部疼痛外，还可向大腿内侧根部、会阴部放射。干性坐骨神经痛重者，可出现臀部肌肉松弛，小腿肌肉萎缩，小腿外侧和足背麻、痛明显。咳嗽、排便等增加腹压的动作对干性坐骨神经痛无明显影响。多在臀部以下，沿坐骨神经走行方向有压痛点，如坐骨孔点、腘窝中央、腓骨小头下方、外踝后。但腰部棘突旁无明显压痛。下肢旋转试验一般均为阳性,单纯出口部粘连,以内旋为甚,梨状肌多同时受累者,则外旋为阳性。脑脊液检查、X线摄片无异常改变。

72. 脊柱肿瘤能引起坐骨神经痛吗?

脊柱肿瘤分良性肿瘤和恶性肿瘤两种。

(1)良性肿瘤:这类肿瘤生长慢,身体状况好,脊柱活动不受限,无转移,早期可无任何症状,或只感腰部有轻微酸痛不适,随着肿瘤长大,肿瘤部位有压痛或叩击痛。X线片表现病变部位局限,边缘清楚,无软组织肿块阴影。病理学检查肿瘤细胞分化成熟。常见有骨瘤、骨巨细胞瘤、骨样骨瘤、骨母细胞瘤、脊柱骨囊肿等。

(2)恶性肿瘤:这类肿瘤生长快,骨内压升高而刺激神经末梢出现难以忍受的剧烈疼痛,尤其休息及夜间疼痛明显,使用一般镇痛药不能减轻疼痛。脊髓受压程度明显,且进行性加重,很快出现马尾神经症状或截瘫。多伴有恶病质,脊柱活动受限,可有转移。X线片表现病变广泛,边界不规则,常有软组织肿块阴影。病理学检查瘤细胞分化不成熟,大小不一,有核分裂。常见有骨肉瘤、骨纤维肉瘤、软骨肉瘤等。

73. 坐骨神经痛与脊髓肿瘤如何鉴别?

脊髓肿瘤指生长于脊髓的原发肿瘤及转移癌。生长于腰骶部的肿瘤多表现为腰骶部疼痛,亦可压迫神经根产生放射性疼痛,甚至压迫马尾神经而引起瘫痪。

髓内肿瘤有原发,也有转移。原发肿瘤有髓内膜瘤、星状细胞瘤、胶质细胞瘤和血管瘤。原发肿瘤有扩张性和浸润性,前者有包膜使脊髓呈梭形膨大,多为良性;后者沿血管间隙蔓延。转移肿瘤则有黑色素瘤、垂体瘤和前列腺癌等。转移癌亦可通过脑脊液播散。髓内肿瘤的发病年龄较轻,肿瘤生长速度各不相同。早期症状多为躯干或四肢的感觉异常或刺痛,亦有束带样痛或下肢灼痛。晚期由于后根的受累可产生根性疼痛。最后发展为肢体无力、痉挛性瘫痪、排尿困难或大小便失禁。

坐骨神经痛与脊髓肿瘤可根据以下几项检查鉴别。

(1)肿瘤病变部位可有叩击痛,病灶平面以下有感觉减退、肌痉挛和腱反射亢进。

(2)脊髓肿瘤在 X 线片上可见椎弓根变薄,椎弓间距离增大,椎体后缘有时呈凹陷状。

(3)腰椎穿刺检查,脊髓肿瘤可有脑脊液压力降低或椎管阻塞。脑脊液化验,显示蛋白增高,白细胞正常或增高。

(4)椎管造影检查,脊髓肿瘤时脊髓可呈梭形改变。

(5)病理学检查,良性肿瘤分化成熟,近乎正常;恶性肿瘤细胞分化不成熟,大小不一,有核分裂。

(6)CT 扫描或磁共振成像(MRI)等详细检查。

74 强直性脊柱炎引起的坐骨神经痛有什么特点?

强直性脊柱炎发病从骶髂关节开始,逐渐向上蔓延腰椎、胸椎,以致整个脊柱关节,造成骨性强直,是一种慢性、进行性、上行性脊柱炎。因本病最终多导致脊柱的完全性强直,失去正常的椎间活动,故称之为强直性脊柱炎。

强直性脊柱炎好发于青年,男性发病率明显高于女性,多有家族性遗传史。目前认为,本病是结缔组织的血清阴性关节病,其临床表现可出现晨僵,腰椎呈僵硬状,特别是早晨起床时明显,而夜间疼痛加重,是本病的特点之一。随着病变的发展,因脊柱周围肌力不均衡,胸腹段屈肌力量较强,脊柱固定在前屈位,再则为减轻关节内压力,患者常取弯腰姿势,日久可形成驼背。当病变波及肋横关节和胸肋关节后,可有胸背痛,呼吸不畅及扩胸受限,肺活量减少。当髋关节受累,病情进展加重时,可出现髋关节强直状,被固定于屈曲内收位。

强直性脊柱炎是较常见的引起坐骨神经痛的疾病之一。在整个病程中,均可出现坐骨神经痛,根据病程的长短,病情的轻重,可出现干性或根性坐骨神经痛。坐骨神经痛多呈双侧性,伴有腰背痛、骶髂部痛、椎旁肌广泛压痛是其特点。

三、治　疗

75. 急性坐骨神经痛的治疗原则有哪些?

目前治疗坐骨神经痛的临床实践情况分析,应首选非手术疗法,以积极地治疗坐骨神经痛;经手术治疗很少,即手术治疗效果也不一定很好。对干性坐骨神经痛患者只能非手术治疗,属于根性神经痛患者,经临床非手术疗法一段时间无效时,才考虑手术治疗。

急性期坐骨神经痛患者的治疗可分为3步。

第一步:卧硬板床休息,减少不必要的反复刺激、保温保暖。应用理疗、药物镇痛、推拿、火罐、针灸等缓解肌肉紧张,解除痉挛。

第二步:选用西药镇痛,推拿,理疗,针灸,中药物热敷,牵引,刮痧疗法,小针刀疗法,静脉滴注低分子右旋糖酐或能量合剂等,以促进神经根炎症、水肿的吸收,营养神经,消除对神经根的不良刺激,减轻症状等进行综合治疗。

第三步:经休息,内服活血化瘀的中药并配合外用膏药,物理治疗,并适当加强体育锻炼与体功能恢复,促进身体功能全面康复。

76. 坐骨神经痛有哪些综合治疗方法？

坐骨神经痛的治疗方法很多，不同的病程、不同的病情、不同的体质应选择不同的治疗方法，方法得当，就容易取得好的疗效。

中医治疗坐骨神经痛的主要方法是推拿整骨（包括牵引疗法），其次是针灸、外用膏药、内服中药、熏蒸、药浴等，还有民间的各种偏方、验方。外用膏药、熏蒸、药浴等外用疗法对缓解肌肉痉挛、消除神经水肿和炎症，营养神经，改善血液循环有很好的疗效。内服中药可调节人体的免疫功能和内分泌系统，纠正生理活动的偏差。针灸有显著的解痉镇痛功效，可缓解神经水肿引起的痉挛疼痛。中医疗法的优点是不良反应少、方便易行、费用较低、人们容易接受。

西医治疗坐骨神经痛的方法大致可分为非手术疗法和手术疗法两种。非手术疗法有口服药物、肌注药物、静脉滴注药物、封闭疗法、骶管注射疗法、高压氧疗法、牵引疗法、物理疗法、医疗体育等。手术或微创手术治疗坐骨神经痛，尤其是近年选用微创手术治疗坐骨神经痛取得很好效果，在中等医院开展较多，但对个别根性坐骨神经痛患者，经半年非手术疗法不见好转，且影响工作、生活者，可考虑坐骨神经探查术。

另外，还有中西医结合的方法治疗坐骨神经痛，如中医选穴位、注射西药及水针治疗等，都取得了一定临床效果。

77. 坐骨神经痛常规治疗要注意哪些？

坐骨神经痛是由多种原因引起的坐骨神经损伤,常见为腰椎间盘突出压迫所引起,导致沿坐骨神经通路及分布区疼痛的临床综合征。治疗方法得当,本病不会给病人带来太大的影响。如果治疗不当,使患者难以正常工作、学习和生活。因此,治疗中应注意下列事项。

(1)积极正规治疗:一旦诊断明确,就到正规医院治疗,不可有病乱求医,更不要相信小广告和街上的游医,防止上当受骗。

(2)首选非手术治疗:坐骨神经痛治疗方法较多,各人的病因不同,治疗方法和效果不一样。经过系统、正规非手术治疗,绝大多数患者是可以治愈的,需手术治疗者较少。

(3)卧床休息:尤其是发病初期和治疗期间,卧硬板床休息是最基本治疗措施。

(4)不要长时间用糖皮质激素类药物:大量应用激素虽可迅速减轻疼痛,缓解症状,但应用时间过长、剂量过大易导致感染、肥胖、骨质疏松等,重者可导致股骨头坏死、高血压、糖尿病、胰腺炎等,应特别注意。

(5)注意腰腿部保暖:因腰部受凉可致腰肌纤维织炎,痉挛常可导致腰椎关节僵硬、神经根水肿,所以腰部比其他部位更容易受凉。

(6)综合治疗:不要单纯依赖内服药或外用药,药物可以帮助消除炎症、减轻症状,但其他治疗方法也能促进康复,如牵引、按摩、理疗等。

（7）腰部防护：为了预防坐骨神经痛的复发，在日常活动中，如扫地、拖地、洗碗、抱小孩等，采取正确的姿势特别重要。

（8）加强腰部功能锻炼：坐骨神经痛与腰腿部肌肉发育状况关系极为密切，腰腿部肌肉强健可以保护坐骨神经。另外，机体抵抗力强了，坐骨神经痛复发率也会降低。

（9）适当节制性生活：坐骨神经痛属中医肾虚范畴，性生活频繁，势必影响腰、骶部的血液循环，导致腰骶部肌肉缺血、缺氧，对坐骨神经产生不利影响。

78. 西医治疗坐骨神经痛如何选用药物？

西医治疗坐骨神经痛的方法很多，由于引起坐骨神经痛的病因不同，病情严重程度不同，因此治疗的方法也不同。主要是非手术对症处理及去除病因。

常用非手术治疗方法有卧床休息、药物治疗、牵引疗法、物理疗法、神经阻滞疗法、营养神经疗法、医疗体育等。

药物治疗中常选用以下药物。

（1）镇痛与镇静药：对坐骨神经痛疼痛难以忍受、不能平卧或不能入睡的患者可适当给予镇痛药物，常用布桂嗪（强痛定）、喷他佐辛（镇痛新）、布洛芬、米格米宁，并适当给予地西泮、异丙嗪、氯苯那敏（扑尔敏）、甲喹酮等。镇痛药应于疼痛严重时服用，每日应限量，在急性期短时期内每日3次，病情缓解则于睡前服用1次。如索米痛片每次0.5克，每日3次，口服；布洛芬每次0.2克，每日1～2次，口服；或解痉镇痛酊外涂，以缓解局部疼痛。对病程长者，肢体麻木冷感,疼痛酸软无力,可配合理疗和其他疗法。

（2）抗生素：对肿胀、疼痛明显，可疑有感染或身体其他部位有感染灶时，可适当应用抗生素。对炎症病变，尽可能依据感染的病原体选用相应的抗感染药物。

（3）糖皮质激素：急性期或伴有广泛粘连的情况下可短期口服糖皮质激素，具有消炎、消肿、脱敏及镇痛作用。避免用药时间长而出现不良反应。一般给予口服地塞米松片0.75毫克（1片），第 1 周，每日 3 次，每次 1 片；第 2 周，每日 2 次，每次 1 片；第 3 周，每日 1 次，每次 1 片；第 4 周，每日 1 次，每次 1/2 片；最后停药。

（4）维生素、血管扩张药、酶及免疫制剂：维生素 B_1 30 毫克，维生素 B_{12} 500 微克，维生素 B_6 100 毫克，均每日肌内注射 1 次，一般用 7～10 日；血管扩张药山莨菪碱、烟酸；免疫制剂，如胸腺素、免疫球蛋白，以及辅酶 A、三磷腺苷（ATP）等，可改善神经营养，促进神经传导，提高免疫机制，加速神经功能的恢复。

（5）脱水药物：对因急性神经根水肿出现严重神经痛者，可给予脱水药物 3～5 日。常用呋塞米 20 毫克，每隔 8 小时口服 1 次，同时应用氯化钾，或静脉加压滴注甘露醇等脱水药。

79. 治疗坐骨神经痛的镇痛药有哪些？家庭如何选用？

镇痛药物种类很多，国际疼痛研究会将镇痛药分为麻醉性镇痛药和非麻醉性镇痛药。非麻醉性镇痛药又分为中枢性和周围性两类。

（1）麻醉性镇痛药：一般指能成瘾的镇痛药，此类药连续使用可产生依赖性和成瘾。这类药品的使用国家有严格管理条例，对一般坐骨神经痛的患者，医师极少应用此类药物。

（2）非麻醉性镇痛药：此类药包括解热镇痛药、抗炎镇痛药等，常用的有阿司匹林、布洛芬、痛力克、萘普生、吲哚美辛等。

镇痛药是家庭常备药，是解除患者疼痛的一类药品。坐骨神经痛患者，使用止痛药应注意以下几点。

①首先要知道自己患坐骨神经痛的病因，经医院明确诊断，要对症下药。

②了解过去用药史，如在以前应用止痛药的过程中，出现变态反应或白细胞减少者，不宜再次使用同类镇痛药。

③过去有胃病或溃疡病史而出血者忌服含非那西汀、氨基比林、苯巴比妥和咖啡因类镇痛药。因这些成分在正常情况下，对胃和十二指肠黏膜有较强刺激性。如需用时，可采用肠溶片或抗酸止痛药等复方制剂。

④应选曾用过的镇痛药物，以小剂量为宜，大剂量只能延长镇痛作用时间，并不能增加效果，而不良反应可随剂量加大而相应增多。

⑤用镇痛药后，疼痛消失，应及早减量，以免产生成瘾性或药物依赖性。对麻醉性止痛药更不能长期使用。

⑥现在是大病去医院，小病去药店。到药店选购镇痛药，不可轻信广告。厂商做广告主要是为了推销自己的产品，其科学性、真实性往往要打折扣。

⑦对一些特殊坐骨神经痛患者，在服镇痛药时要特别

注意,如孕妇一般不要服用镇痛药,以免危害胎儿健康,若要服用必须在医生指导下用药。老年病人肝肾功能减退,常伴有其他疾病,药物代谢速度减慢,服药更应慎重,最好在医生指导下服用止痛药。

80. 治疗坐骨神经痛静脉用药物有哪些?

坐骨神经痛主要因神经根被炎症反应产物刺激所致。在综合治疗的同时通过静脉给药,可以帮助消除神经根的炎症反应,减轻疼痛,缓解肌肉痉挛。因此,在病变早期或疼痛症状较重的时候,或手术治疗前后,应选用缓解神经根水肿、镇痛消炎、解痉、营养神经的药物静脉给药,对缓解病情将有较好的作用,常用处方如下。

(1)在急性期用10%葡萄糖注射溶液250毫升,加地塞米松注射液10毫克,静脉滴注。每日1次,连用5日为1个疗程。

(2)甘露醇注射液250毫升,加地塞米松注射液10毫克,加压静脉滴注,每日1次,连用5日为1个疗程。

(3)10%葡萄糖注射液250毫升,加肌苷注射液100~200毫克,三磷腺苷40毫克,辅酶A 100~200单位,维生素C注射液2克,维生素B_6注射液100~200毫升,10%氯化钾注射液10毫升,静脉滴注,每日1次,连用10日为1个疗程。

(4)0.9%氯化钠溶液250毫升,加复方丹参注射液10毫升,静脉滴注,每日1次,连用10日为1个疗程。

(5)0.9%氯化钠溶液250毫升,加青霉素800万单位,静脉滴注(滴注前必须做青霉素皮试),每日 1 次,连用 7 日为 1 个疗程。

81. 微创手术能否治疗坐骨神经痛?

首先要了解什么是微创手术,顾名思义微型手术,即切口(创口)小,组织损伤小,出血少,借助纤维光源,视野清晰等优点,进行各种精细手术。它是近年来发展较快的治疗手术方式之一。它是通过光导纤维镜的观察,临床上多用于腹腔手术,用于脊柱神经系统较少,但国内也有学者用于治疗脊柱椎间盘髓核摘除术,手术做到稳、准治疗疾病。治疗腰椎间盘突出症收到了很好的效果。

坐骨神经痛分干性和根性神经痛,而根性坐骨神经痛主要是椎管狭窄所致顽固性坐骨神经痛,一般治疗效果都不好,只有通过微创手术将椎管狭窄的骨性或增厚的韧带部分摘除,疏通椎管狭窄部分,解除或扩充神经根受压的部分,才能真正地治疗坐骨神经痛。既往没有微创手术,很难做到这种手术,因为一般手术出血量大,局部出血多,即使止血好,少量出血块,将来少量的血块也使坐骨神经根粘连的重要因素,所以微创是治疗坐骨神经痛较好途径之一。

微创手术治疗坐骨神经痛是一种择期手术,一定要定位准,手术精。

82. 中医对坐骨神经痛怎样辨证施治?

(1)风寒湿型

证候:腰腿痛时轻时重,酸胀明显,拘急不舒,遇冷或阴寒雨湿加重,得温则舒,舌苔白腻,脉沉。

治法:疏风散寒除湿,温经通络。

方药:独活、当归各 15 克,牛膝、防风、秦艽各 12 克,羌活 10 克,细辛 3 克,桑寄生、杜仲、补骨脂各 9 克,桂枝、威灵仙、没药各 6 克。

用法:水煎,每日 1 剂,早、晚服用。

(2)湿热型

证候:腰腿痛,痛处伴热感,小便浑浊黄赤,口苦,舌苔黄腻,脉弦数或濡数。

治法:清热除湿,舒筋止痛。

方药:牛膝 15 克,木瓜、黄柏、苍术、络石藤各 12 克,木通、泽泻、女贞子各 10 克。

用法:水煎,每日 1 剂,早、晚服用。

(3)气滞阻络型

证候:腰部胀痛,疼痛走窜不定,转侧困难,舌质暗红,舌苔薄白,脉涩。

治法:理气止痛,活血通络。

方药:香附、川芎、苍术、陈皮、白芍、白芷各 15 克,当归 20 克,麻黄 9 克,炮干姜 6 克。

用法:水煎,每日 1 剂,早、晚服用。

(4)痰瘀互阻型

证候:腰腿酸胀或刺痛、隐痛,局部僵硬或有畸形,消瘦,舌质淡或紫暗,脉滑涩。

治法:温经散瘀,化痰通络。

方药:黄芩 20 克,青礞石、陈皮、赤芍、防风、桂枝各 9

克,当归 13 克,威灵仙 12 克,甘草 6 克。

用法:水煎,每日 1 剂,早、晚服用。

(5)瘀血阻络型

证候:腰腿痛,痛有定处,腰部僵硬,下肢麻木,舌质紫暗有瘀斑,脉涩不利。

治法:活血化瘀,舒筋通络。

方药:当归、牛膝各 15 克,赤芍 12 克,香附、五灵脂、红花、没药、蒲黄、羌活各 9 克。

用法:水煎,每日 1 剂,早、晚服用。

(6)肝肾两虚型

证候:腰腿酸软,多见于慢性或反复发作,久治不愈,劳累加重,卧位时痛减,喜按喜捶,畏寒怕冷,四肢不温,舌苔薄白,脉沉细。

治法:补肝养肾,兼以通络。

方药:熟地黄、山药各 20 克,党参、云苓、川断各 15 克,附片 12 克,泽泻、杜仲、狗脊、牡丹皮、苍术各 10 克。

用法:水煎,每日 1 剂,早、晚服用。

83. 治疗坐骨神经痛有哪些常用方剂?

对坐骨神经痛中医辨证,属痹证范畴,痹证应辨别风寒湿痹与热痹之不同,热痹以肢体疼痛伴关节红肿灼热疼痛、发热、脉数、舌红等为特点;风寒湿痹则下肢体以肌肉或关节痛,阴雨加重,脉紧或缓迟,舌苔白为特点。风寒湿痹又分辨风寒湿偏胜之不同。久病痹痛,应注意辨明有无痰瘀阻络,气血亏虚及脏腑损伤的证候特征。因此选择方剂也不同,因此在使用方剂时尽可能结合自己病症,对症下药。

(1)三气饮(《景岳全书》)

组成:当归、枸杞子、杜仲、附子各 6 克,熟地黄 15 克,茯苓、芍药(酒炒)、肉桂、牛膝、白芷、北细辛(可用独活代)、炙甘草各 3 克。

用法:上药用水 400 毫升,加生姜 3 片,水煎,每日 3 次,每次 200 毫升;亦可用浸酒 1000 毫升,或芍药用烧酒 1200~1400 毫升,浸 10 余天,即可服用,每次 10 毫升,每天 3 次。

主治:风寒湿型坐骨神经痛。

(2)三圣丸(《寿亲养老新书》卷一)

组成:威灵仙 150 克,干姜(炮制)60 克,乌头(炮制,去皮、脐)60 克。

用法:上药为末,煮枣肉为丸,每丸 3 克,如梧桐子大,每次 3~6 丸,用温姜汤送下。

主治:坐骨神经痛。

(3)大枣汤(《备急千金要方》)

组成:黄芪 12 克,大枣 12 枚,附子、麻黄、生姜各 6 克,甘草 3 克。

用法:上药捣碎,用水 700 毫升,煮至 300 毫升,每次服 100 毫升,每日 3 次。

主治:坐骨神经痛。

(4)三痹汤(《张氏医通》卷十四)

组成:人参 3 克,黄芪(酒炒)、白术、当归、川芎、白芍、茯苓各 3 克,防风、乌头(炮)、防己、桂心、甘草(炙)各 1.5 克,生姜 3 片,大枣 2 枚。

用法:上药水煎,每日1剂,不拘时间,趁热服。

主治:风寒湿型坐骨神经痛。

(5)七圣散(《太平惠民和剂局方》卷一)

组成:续断、独活、防风、杜仲、萆薢、牛膝(酒浸24小时)、甘草各等分。

用法:上药均研细末,每次6克,每日2次,温酒送下。

主治:风寒湿型坐骨神经痛。

(6)五痹汤(《太平惠民和剂局方》)

组成:片姜黄、羌活、白术、防风各30克,甘草(微炙)15克。

用法:上药切碎成末,每次12克,用水250毫升,加生姜10片,煎至200毫升,去渣温服,痛在上,餐后服,痛在下,餐前服。(痛在腰部为上,痛在下肢为下)

主治:风寒湿型坐骨神经痛。

(7)风湿汤(《医方类聚》)

组成:附子(炮、去皮)、防风、桂枝、当归(焙)、白术、甘草、薏苡仁各30克,乳香、没药、茯苓各15克。

用法:上药研细末,每9克,用水220毫升,煎至160毫升,空腹服,白天服3次,晚上服1次。

主治:风寒湿型坐骨神经痛。

(8)甘草附子汤(《伤寒论》)

组成:附子(炮、去皮、破)12克,桂枝(去皮)12克,甘草(炙)6克,白术6克。

用法:上药四味以水煎,去渣温服。每次服200毫升,每日3次。初服得微汗则解。

主治:风寒湿型坐骨神经痛。

(9)白术附子汤(《金匮要略》)

组成:白术6克,附子(炮、去皮)10克,甘草(炙)3克,生姜(切片)4.5克,大枣6枚。

用法:上五味中药用水1200毫升煮至400毫升,去渣,分3次热服。一服全身痹半日许,再服、三服都尽。全身出汗,可继续服用。

主治:风寒湿型坐骨神经痛。

(10)黄芪五物汤加减(《医学衷中参西录》上册)

组成:生黄芪30克,苍术、当归、生白芍各15克,桂枝、秦艽、广陈皮各9克,生姜5克。

加减:热者,加知母30克;凉者,加附子(制)15克;有痰者,加半夏15克。

用法:每日1剂,水煎3次,混合后分3次温服。

主治:风寒湿型坐骨神经痛。

(11)防己汤(《备急千金要方》)

组成:防己、茯苓、桂心、生姜、白术各12克,乌头(去皮、熬令黑)7枚,人参6克,甘草9克。

用法:上药切碎,用陈醋200毫升、水2000毫升同煮,煮至取750毫升,每日4次,每次160毫升。服后当觉燥热麻痹,神志微觉昏沉,若不觉,再服,以觉乃止。

主治:风寒湿型坐骨神经痛。

(12)防风天麻散(《宣明论方》)

组成:防风、天麻、羌活、川芎、当归(焙)、草乌头、香白芷、白附子、荆芥穗、甘草各15克,滑石60克。

用法:上药为末,每日2次,每次1.5~3克,用热酒化蜜少许服下。至药力运行,肌肤微麻为度。

主治:风寒湿型坐骨神经痛。

(13)赤芍药散(《太平圣惠方》卷二十三)

组成:赤芍 60 克,附子(炮裂、去皮、脐)30 克,桂心 9 克,当归 30 克,川芎 30 克,汉防己 30~60 克,萆薢(锉)30 克,桃仁(汤浸,去皮、尖、麸炒微黄)15 克,海桐皮 60 克。

用法:上药捣筛为散,每日 2 次,每次服 15 克;或 15 克,用水 300 毫升,加生姜 4 克,煎取 150 毫升,去渣,空腹时温服。

主治:风寒湿型坐骨神经痛。

(14)身痛逐瘀汤(《医林改错》卷下)

组成:桃仁、红花、牛膝各 9 克,川芎、没药、五灵脂、地龙(去土)、甘草各 6 克,秦艽、羌活、香附各 3 克。

加减:微热者,加苍术、黄柏各 6 克;体虚者加黄芪 40 克。

用法:每日 1 剂,水煎 3 次,混合后分 3 次热服。

主治:风寒湿型坐骨神经痛。

(15)附子八物汤(《三因极一病证方论》)

组成:附子(炮,去皮、脐)、干姜(炮)、芍药、茯苓、桂心、甘草、人参各 90 克,白术 120 克。

用法:上药研为粗末。每 12 克,用水 300 毫升,煎至 200 毫升,去渣、空腹温服,每日 2 次。

主治:风寒湿型坐骨神经痛。

(16)独活寄生汤(《备急千金要方》)

组成:独活 9 克,寄生、杜仲、桂心、防风、牛膝、细辛、秦艽、茯苓、川芎、当归、芍药、干地黄、人参、甘草各 6 克。

用法:上 15 味中药切碎。水煎每次用水 1000 毫升,煎取 500 毫升,混合后每次服 150 毫升,每日 2~3 次。

主治:风寒湿型坐骨神经痛。

(17)四方散(《外伤科学》)

组成:生南星、生半夏、生川乌、生草乌、野芋头各等量。

用法:共研细末,用水或酒煮热调和痛点外敷,每日换药 1 次。

主治:风寒湿急性坐骨神经痛。

(18)八仙逍遥汤(《医宗金鉴》)

组成:当归(酒洗)、黄柏各 6 克,苦参 15 克,茅山、苍术、牡丹皮、川椒各 9 克,防风、荆芥、川芎、甘草各 3 克。

用法:上药共装布袋,扎口,煮沸,用温火再煮 30 分钟,熏洗、敷患部每日 2 次,每次 30 分钟。

主治:坐骨神经痛。

(19)愈痹汤

组成:土茯苓 50 克,薏苡仁 30 克,威灵仙、赤芍、秦皮、车前子各 20 克,防己、豨莶草、秦艽各 15 克。

用法:每日 1 剂,水煎 3 次,每次 150 毫升,10 日为 1 个疗程。

主治:急性坐骨神经痛。

(20)五土五金加减汤

组成:土茯苓 20 克,土大黄、土牛膝各 15 克,土黄连 10 克,地鳖虫 10 克,金银花 20 克,金莲花 10 克,金钱草 30 克,海金沙 15 克,金刚刺 20 克。

加减:全身发热者,加石膏 30 克,知母 15 克;关节肿者,加萆薢 15 克,防己 10 克;关节灼热者,加蒲公英 20 克,七叶一枝花 15 克;关节皮肤色素深者,加穿山甲(炮)、赤芍各10 克。

用法:每日1剂,水煎3次,每次150毫升,10日为1个疗程。

主治:急性坐骨神经痛。

(21)宣痹汤

组成:薏苡仁20克,忍冬藤、赤小豆、滑石各15克,防己、连翘各12克,法半夏、杏仁、栀子、蚕沙各10克。

加减:关节红肿者,加丹参、赤芍、生地黄各20克;疼痛甚者,加乳香、没药、牛膝、延胡索各12克;多个关节受累者,加全蝎、地龙各10克,蜈蚣3条。

用法:每日1剂,水煎3次,混合后分3次温服,15日为1个疗程。

主治:坐骨神经痛。

(22)青冬加减汤

组成:大青根90克,忍冬藤、丹参各30克,牛膝15克,赤芍、川芎、地龙各10克,桂枝5克。

加减:痛甚者,加三七、没药各10克;关节肿甚者,加丹参、连翘各15克;高脂血症者,加山楂、桑寄生各20克。

用法:每日1剂,水煎3次,混合后分3次热服,15日为1个疗程。

主治:坐骨神经痛。

84. 坐骨神经痛有哪些内服中成药?

(1)大活络丸:活血通络,除湿止痛。适用于坐骨神经痛、腰肌劳损、肌肉损伤、关节疼痛等。口服,每日2次,每次1丸。

（2）小活络丸：舒经活络，祛风通络，燥湿止痛。适用于坐骨神经痛，腰腿痛，关节肌肉痛。口服，每日2次，每次1丸。

（3）跌打丸：活血化瘀，舒经通络。适用于外伤性坐骨神经疼痛，腰腿痛，肌肉劳损等。口服，每日2次，每次1丸。

（4）祛风舒经丸：温经通络，祛风止痛。适用于风寒潮湿引起的坐骨神经疼痛，腰背肌肉疼痛等。口服，每日2次，每次1丸。

（5）四妙丸：口服，每日2次，每次1丸。

（6）右归丸：口服，每日2次，每次1丸。

（7）左归丸：口服，每日2次，每次1丸。

（8）青娥丸：口服，每日2次，每次1丸。

85. 为什么坐骨神经痛急性期要用糖皮质激素治疗？注意事项有哪些？

无论何种原因所致的坐骨神经痛急性期，神经有急性充血、水肿、无菌性炎症反应，甚至受挤压，糖皮质激素可以缓解这些病理改变。

（1）能抑制感染性和非感染性炎症，减轻充血，降低毛细血管的通透性，抑制炎性浸润和渗出。

（2）减少组胺、5-羟色胺及其他活性物质的形成和释放，从而减轻变态反应引起的充血、水肿、渗出、平滑肌痉挛及细胞损害。

（3）对抗细菌内毒素对机体的刺激，减轻细胞损害，保护机体。

（4）解除小动脉痉挛，改善微循环。

（5）可升高肝糖原，升高血糖，对提高蛋白质的分解代谢有较重要作用。

（6）减轻结缔组织的病理增生，提高中枢神经系统的兴奋性，促进胃酸及胃蛋白酶分泌等。

糖皮质激素不能长期、过量使用，因为能导致骨质疏松、肥胖、痤疮，以及机体代谢紊乱，严重者可导致股骨头坏死、糖尿病、高血压、胰腺炎等。

86. 急性坐骨神经痛患者卧床休息有什么好处？

在急性坐骨神经痛发生后的最初几天，患者的自觉症状十分严重，生活自理较困难。此时，采用一些粗暴、刺激性强的治疗方法，有时不仅收不到治疗效果，反而会使症状加重，无疑会给患者带来更大的痛苦。

目前治疗急性坐骨神经痛较为有效的措施就是卧床休息。由于坐骨神经痛的发生、发展与机体负重有一定的关系，通过休息，可消除体重对椎间盘的压力，并在很大程度上解除肌肉收缩和腰椎周围韧带的张力对椎间盘所造成的挤压，利于突出的髓核脱水、缩小，使损伤的椎间盘尽早纤维化，使受压的神经根得以解除。此外，卧床休息可避免脊柱的过度活动及负重，从而消除了加重病情的隐患，使患者疼痛症状缓解。

卧床休息的方法可根据病情的轻重、病程的长短而不同，一般初次发病、疼痛剧烈者，可睡硬板床，床上铺厚垫，仰卧位休息。在卧床休息的同时，可根据病情选择中药内服、外用及封闭、牵引、理疗、红外线烘烤、耳针、西药镇痛等治疗措施。如腰部疼痛剧烈时,可在局部用1⅟₂利多卡因注射液 20 毫升,加醋酸地塞米松注射液 10 毫克做痛点封闭。下肢疼痛严重者,可施行骨盆牵引等治疗。根据病情,每日可短时间下床活动 2～3 次,每次 10～30 分钟,也可在床上做医疗体操活动等。

87. 坐骨神经痛患者卧床休息期间应注意什么?

(1)症状较严重的患者,卧床休息时间要充足,床铺最好为硬板床,褥子厚薄合适,床的高度依患者坐起时双脚可着地为宜。

(2)卧床休息期间,一般可鼓励患者自行下床大小便,可用拐杖或他人搀扶,以减轻疼痛。排便时,最好用坐式便盆或有支撑物,以避免过度下蹲及时间太久。

(3)患者仰卧位时,髋、膝关节应保持一定的屈曲位。这样不仅可以使腰椎前凸变平,而且可避免下肢肌肉的牵拉,既能解除下肢肌肉紧张,又有利于患者耐受。

(4)患者在卧床牵引时,要注意床铺的清洁、平整与舒适,千万不可有硬物置在卧位下,避免发生压疮等。在治疗时,要注意皮肤局部的清洁、卫生和舒适。

(5)卧床休息并不是绝对的卧而不动。否则,对血液循环、运动系统会产生不良影响。坐骨神经痛患者早期可在床上进行医疗体操运动,对下床后的恢复有帮助。如最简单易行的是"膝胸"运动,即屈曲双侧膝关节抵于胸部,动作要求轻柔、迅速而有节奏,运动量逐渐增加,不可用力过猛,运动中和运动后都不宜产生疼痛感。

88. 物理疗法对坐骨神经痛有哪些作用?

应用物理因素治疗疼痛性疾病的方法称物理疗法。物理疗法包括应用天然和人工的各种物理因素,如声、光、电、磁、冷、热、机械等作用于人体,以达到治疗和预防疾病的目的。物理疗法的主要作用有降低神经兴奋性,调节自主神经功能,缓解或消除坐骨神经周围的肌肉痉挛,改善坐骨神经和局部血液循环,消除因病变引起的神经根或其他软组织的炎性水肿和充血,促进组织代谢,加速致痛物质的排泄,对消除或减轻炎症、创伤、肌肉痉挛、代谢、精神性疼痛均有明显的疗效。治疗坐骨神经痛常用的物理疗法有以下几种。

(1)电疗法包括直流电疗法及直流电离子导入疗法。

(2)磁疗法包括静磁疗法和动磁场疗法。

(3)光线疗法分红外线疗法、可见光线疗法和紫外线疗法。

(4)超声波、超短波疗法。

(5)温热疗法包括蜡疗、矿泉浴、泥疗、热沙疗、日光浴等。

(6)放射线疗法。

(7)运动疗法包括医疗体育和机械疗法等。

89. 坐骨神经痛的电疗法有哪些?

(1)直流电疗法:是应用较低电压的直流电,作用于机体而达到治疗疾病目的的方法。其治疗坐骨神经痛有催眠、镇痛、缓解痉挛和增强血液循环,消除炎症的作用。直流电药物离子导入,可达到舒筋活络,活血止痛的作用。

（2）低、中频电疗法:是指应用频率在 1000 赫兹（Hz）以下的低频脉冲电流和应用频率在 1000～100 000 赫兹（Hz）的中频脉冲电流来治疗疾病的方法。低频电疗法能刺激感觉神经末梢,促使感觉恢复。中频电疗法具有镇痛、促进局部血液循环、兴奋骨骼肌等作用。在治疗坐骨神经痛中,对神经受压引起的下肢麻木、肌肉萎缩等症状进行低频电疗法效果为佳。对于坐骨神经粘连者,采用中频电疗法效果为佳。

（3）高频电疗法:利用高频率电磁振荡电流来治疗疾病的方法称为高频电疗法。医疗上应用 100 000 赫兹（Hz）以上的电流称高频电流,可改善血液循环,降低感觉神经的兴奋性,故有镇痛作用。对坐骨神经痛的急性期患者有较好的镇痛、消炎作用。

90. 坐骨神经痛的高频电疗法有哪些？

（1）短波电疗法

①通常用电缆式电极,在治疗肢体上绕 2～3 圈（每圈间距离至少 2 厘米）,或按需要盘成不同形状置于患部。

②接通电源,待灯丝加热 3～5 分钟后再旋至"治疗"位置。调节调谐机钮,达到谐振状态。

③治疗剂量一般分为微温量、温热量及热能。主要根据患者感觉,辅以氖灯亮度及电流表读数区分。

④每次治疗时间一般为 15～20 分钟,每日或隔日 1 次,10～20 次为 1 个疗程。

(2)超短波电疗法

①通常用电缆式或电容式电极。电极与皮肤距离(间隙)一般为 1～6 厘米。两极间距以大于电极半径为宜。

②检查治疗机各机钮是否在零位,接通电源,待灯丝加热 3～5 分钟,再调至"治疗"挡。调节调谐机钮到谐振状态。

③治疗剂量一般分为无温量、微温量、温热量及热量。主要根据患者感觉,辅以氖灯亮度及电流表读数等区分。

④治疗中应经常询问,观察患者反应,如有头晕、心慌或过热时,应立即调整治疗剂量,进行必要的检查与处理。

⑤每次治疗时间一般为 15～20 分钟,每日或隔日 1 次,10～15 次为 1 个疗程。

(3)中波电疗法

①电极放置腰部阿是穴、环跳穴、承山穴。

②选好电极,铅板电极应压平,微加热。

③治疗时,金属电极板应与皮肤贴紧,用搭扣、沙袋或自身重量固定好。在导线夹与电极连接处,垫以橡皮布或塑料布等绝缘物。

④如皮肤粗糙、干燥,或在凹凸不平的部位治疗时,可在金属电极板下加用 10%盐水衬垫。

⑤按电流选择机钮,拨至相应位置。接通电源,预热 1～2 分钟,再旋至"治疗"位置。根据患者感觉,缓慢调节输出控制机钮至所需电流强度。

⑥治疗中经常观察患者反应,正常应有舒适的温热感。如诉过热,应减少输出电流。如感电极下灼痛时,应立即切

断电源,检查皮肤及电极板情况,妥善处理后再行治疗。

⑦治疗剂量,3～8 微安培/平方厘米,每日 1 次,每次治疗 15～20 分钟,10～15 次为 1 个疗程。

91. 高频电治疗中应注意哪些?

①治疗中患者不可接触金属物品,他人亦不可触及患者。治疗部位皮肤破损或戴有金属异物时不宜治疗。

②两电极不得相碰,以防短路损坏机器。治疗中避免导线交叉、互碰或接触患者。

③身体内装有起搏器、义肢及戴有金属者,禁做高频治疗。

④为防止发生烧伤,电极板的边缘和转角要圆钝;电极板要与皮肤紧贴均匀;电极板固定要妥当,不可过紧或过松;患者不得随意移动体位,如感觉过热、灼痛,应立即切断电源,及时妥善处理。

92. 坐骨神经痛的中频电疗法有哪些?

(1)干扰电疗法

①选好两组电极妥善固定在治疗部位,并使两组电流交叉在病灶处。

②差频范围选择根据病情而定。

③检查两组输出机钮是否在零位,将差频范围调节机钮调至需要位置,然后接通电源,分别调整两组输出所需电流强度。

④治疗时,如需要改变差频范围,可直接调整定频、变频机钮,不必将输出调回零位。电流强度一般以患者能耐受为宜。每次治疗15～20分钟,每日1次,10～15次为1个疗程。

治疗时,两组电极不得互相接触;衬垫应湿透并紧贴皮肤,衬垫勿置于皮肤破损处;做治疗前,局部有金属异物应予取下,以防导电击伤人体,如不能取下时,不可进行此项治疗。

(2)音频电流疗法

①选好衬垫电极,并用尼龙搭扣或沙袋等妥善固定治疗部位。电极可置阿是穴或环跳、承山等穴位。

②检查输出调节机钮是否在零位,接通电源,待加热1～2分钟即可进行治疗。

③缓慢调节输出机钮,观察电流表指针,逐渐增加所需治疗强度(以患者能耐受为度)。每日1次,每次15～20分钟,15次为1个疗程。治疗时,金属电极板与导线夹子勿接触皮肤,以免引起烧伤。

(3)正弦调制中频电疗法

①选好电极,以腰部和患肢的阿是穴或环跳、委中、承山等穴位固定电极。

②正弦调制中频电流的波形有连续调制波、断续调制波、间歇调制波和变频调制波等,调制频率10～150赫兹,调制幅度可达100%,断续及调制时间1～6秒均连续可调。

▲ 连续调制波:输出10～150赫兹调制中频正弦电流,用于刺激自主神经节及镇痛。

▲ 断续调制波:间断输出波电流,对神经肌肉组织有明

显的刺激作用。

▲ 间歇调制波：有镇痛、促进血液循环及炎症吸收作用。

▲ 变频调制波：交替输出调制频率 150 赫兹，有抑制作用，用于镇痛及促进渗出物吸收。

③接通电源，按需要依次开启波型、调幅、调频及时间等机钮。

④对疼痛明显的患者，调制幅度宜小（25％～50％）。用于促进血液循环、淋巴回流及炎症吸收时，调制幅度多为 50％～75％。用于电刺激疗法时，调制幅度宜用 100％。

⑤治疗中如有异常感觉，应及时将输出电流降到零，检查原因，予以妥善处理后，方能继续治疗。

⑥更换波型前，应将输出机钮降到零，以防电击。

⑦缓慢调节输出机钮至患者舒适之震颤感或能耐受为度。每日 1 次，每次 15～20 分钟，10～15 次为 1 个疗程。

93. 坐骨神经痛的低频电疗法有哪些？

（1）低频疗法

①治疗前向患者说明治疗中的反应，消除顾虑，使肌肉放松，以便取得合作。电极需用 4～8 层纱布包裹并扎紧，温水浸湿。

②接通电源，选好电流种类及点送频率，旋动输出机钮至所需电流强度。

③电极放置部位应根据生理解剖及经络穴位而定。一般采用固定法或滑动法进行治疗。第 3 腰椎以上用强直流电刺激时，勿做脊椎横行跨越通电，应将两电极置于身体同

侧。勿将电极置于皮肤破损或溃疡处,亦不能置于心前区。

（2）间动电疗法

①将阴极置病变处（或痛点）,阳极置相应部位（并置或对置法）。

②检查各机钮是否在零位,接通电源及选择电流波型,旋动输出机钮。

③每次治疗先通直流电,电流强度视电极大小而定,一般为 1～3 微安培（μA）。然后再通脉冲电,电流强度以能耐受为度（但不应有刺痛感）。每日 1 次,每次治疗 15～20 分钟,10 次为 1 个疗程。

④间动电源中,密波用于疼痛、周围组织血液循环不良、解除交感神经过度兴奋及作为其他波形的准备治疗;疏波常用于肌肉及血管痉挛性疼痛。疏密波具有较长时间镇痛及促进渗出物吸收的作用;间升波有明显的抑制作用,用于镇痛。衬垫应湿透,并紧密贴紧皮肤,电极勿置于皮肤破损处,皮肤出现皮疹时,应给予适当处理。

（3）经皮神经刺激疗法

①选好电极,电极面积一般为 4～6 平方厘米,电极涂导电胶,也可用一般低频脉冲电疗常用电极,将电极固定于病变部位或痛点上,或置于穴位上,并置或对置法。电极的放置根据病情而定。勿将电极置于皮肤破损处。

②电流强度一般以出现明显的震颤感,但以不出现疼痛与肌肉强烈收缩为宜。

③每次治疗时间 15～20 分钟,每日 1 次,10～15 次为 1 个疗程。

94. 坐骨神经痛的直流电疗法有哪些？

(1)直流电基本疗法

①选妥所需电极及衬垫,衬垫应较金属电极宽 1～2 厘米,厚度至少 1 厘米,用时浸湿,拧去多余水分。

②检查局部皮肤有无破损或感觉丧失,否则不宜进行治疗。

③将衬垫紧密接触治疗部位皮肤,其上依次置金属极板、胶布或塑料布,并酌情用沙袋、尼龙搭扣、绷带固定电极或由患者以自身体重将电极固定妥当。

④检查电疗机安培表指针是否在零位,极性转换开关是否指向正常位置,电流分流器所指强度应合乎治疗要求,导线连接的极性正确无误。

⑤电疗机一切正常时,接通电源,缓慢调节输出机钮,并根据患者的感觉,经 1～2 次间隔逐渐增加电流至所需强度。

⑥电流强度以衬垫面积计算,并应结合患者耐受量而定。一般成人环跳穴置 15 厘米×20 厘米衬垫,承山穴置 10 厘米×12 厘米衬垫。环跳穴为阳极,承山穴为阴极。

(2)直流电药物导入疗法

①操作

▲ 衬垫要有标记,供各种药液专用。用时将衬垫浸湿并拧去多余水分至适当湿度,把药液均匀洒在衬垫上,药液面贴于皮肤(或用药液浸湿纱布、滤纸贴于皮肤,其上放置衬垫),衬垫上再放置电极板。

▲ 接上电极板,其他操作方法与直流电基本疗法相同。

▲ 一般每次治疗时间为 15～20 分钟,每日 1 次,10～15 次为 1 个疗程。

②注意事项

▲ 输出导线宜用不同颜色,如阳极为红色,阴极为其他颜色,以示区别。

▲ 患者在疲劳或饥饿时不宜进行治疗。治疗中随时询问患者及观察输出电流刺激强度,随时准备增量或减量。

▲ 治疗中不得拨动极性转换开关,电流强度没有降到零时,不得拨动分流器。

▲ 每次用过的衬垫要洗净、煮沸,金属电极应刷洗干净,保持平整,以备下次应用。

95. 坐骨神经痛电流治疗注意事项有哪些?

电流是指直流电和交流电通过机器变成需要的电流对人体能承受并且进行治疗疾病定量电频电流,这中间有很多复杂变频过程,但以上电疗法主要以正常人体和正常电流(符合人体而无任何损伤性)。由于机体某种原因所致某种疾病,而通过电流变成某段电波来达到治疗的目的,所以在此提醒医务人员或患者在治疗前和治疗中及治疗后均要注意的事项,以防被电击伤或烧伤、烫伤甚至机器损害等。

(1)治疗前一定要检查机器是否在正常状态,其后接通电源,并预热 3～5 分钟,检查在治疗部位的电极是否放置正确,治疗坐骨神经痛必须是正极在上,负极在下,并要固定好,以防滑动与脱落、烧伤或灼伤。再打开治疗开关,检查是否有电流,同时检查电流量和正负电极接触是否不良,以防在未接触时无感觉,而在电流加大时电极又接触,此时电流强度过大,而突然刺激太大,使患者承受不了而排斥治疗,甚至发生电击伤等。

(2)治疗中要注意治疗仪表是否有过度摆动,如有摆动说明电极放置不牢,或松动,或治疗仪器的电压不稳等。

(3)在治疗中,要经常巡视或询问患者是否有不适之处,如是否有头晕不适、心慌、心悸、治疗的局部是否热(烫),如烫要立即调整电流输出量,并检查治疗的局部是否有烫伤。如有烫伤,应停止治疗,做对症处理,如烫伤药膏、2.5%碘酒、甲紫,或纱布包扎等。如还需要治疗者,应更换治疗部位,治疗电极放在伤部的上端或下端,千万不要在烫伤部做第二次治疗,或是停止治疗5~7天等伤口痊愈后,再做治疗。

(4)治疗后要待机器开关完全关闭后,方可解开治疗固定的电极。如冬季脱衣者要穿好衣服或恢复原来衣服位置,要保温预防感冒,拿好自己的物品方可离开治疗床。准备下一位患者的治疗。

96. 坐骨神经痛的磁疗法有哪些?

磁疗法一般分为恒定磁场、脉动磁场、交变磁场、脉冲磁场、旋转磁场、磁按摩等数种。

(1)恒定磁场疗法:将磁片或磁球直接贴敷在治疗部位或穴位上,用胶布或伤湿止痛膏固定,也可将磁片置于专用袋内,系于治疗部位,贴敷磁片的数量及时间视病情而定。

（2）脉动磁场疗法：将磁疗机磁头，按单置或对置（视需要而定）固定于治疗部位，接通电源，调节输出机钮至所需磁场强度。

（3）交变磁场疗法：选好磁头，将导线连于磁疗机输出端（交流），再将磁头置于治疗部位。接通电源，调至所需磁场强度。

（4）脉冲磁场疗法：选好磁头，并固定于治疗部位后，依次接通电源，调节脉冲频率及磁场强度机钮达所需量。

（5）磁按摩疗法：将磁体固定于电按摩器的治疗头上，在患部进行持续、反复按摩治疗。

（6）磁电法：以磁片作为电极，连接低频或中频电流，在需要治疗的部位进行治疗。

磁疗剂量、时间及疗程的选择，宜根据患者的体质、年龄、部位、病情等而定。操作中磁片勿碰击，以防破裂及退磁。定期（3～6个月）测定磁片磁场强度。所用磁头必须保持良好绝缘。治疗时取下手表，避免靠近磁体。

97. 超声疗法怎样治疗坐骨神经痛？

（1）患者取合适体位，将超声头置于治疗部位，并以适当压力固定。

（2）根据需要选用连续或脉冲输出，调输出至所需剂量。一般为 0.2～0.5 瓦/平方厘米。

（3）每次治疗 10～20 分钟，每日 1 次，10～15 次为 1 个疗程。治疗中应询问患者反应，如有不适，应及时处理。

（4）治疗结束，将超声头拭净，并用 75% 乙醇擦拭消毒。

由于疾病及部位不同,治疗剂量各异,应严格掌握或按医嘱执行。超声头切忌放空,必须与治疗部位接触确切后方可调节输出。超声治疗机连续工作 1～2 小时应休息10～20 分钟。超声头把柄如无保护胶层,操作者应戴双层手套。

98. 红外线疗法怎样治疗坐骨神经痛?

(1)治疗工具,如红外烤灯、卧式烤箱、电磁波治疗仪(TDP)等,普通照明用的白炽灯 60～100 瓦均可使用。

(2)照射灯距治疗部位,一般为 20～60 厘米,以患者有舒适热感为度。

(3)治疗中应随时询问患者感觉,观察局部反应。有汗液时应擦干,必要时可调整灯距。

(4)在治疗时根据疾病的需要,局部可加针刺或涂搽药物(如红花当归酊,自配药酒等)。

(5)每次治疗 20～40 分钟,每日 1～2 次,15～20 次为 1个疗程。

治疗时患者不得移动体位,以防碰触灯具而烫伤。皮肤感觉障碍部位、瘢痕部位、植皮部位、骨突出部位治疗时,应经常询问、观察局部反应。

99. 坐骨神经痛牵引治疗有哪些作用?

(1)腰部制动作用:牵引时,在作用力和反作用力的平衡状态下,受牵拉的腰部处于一个相对固定的正常列线状态,腰部的运动范围及幅度较卧床休息和佩戴腰围时更进一步得以限制,以利于减轻或消除局部的充血、渗出、水肿等炎性反应。

(2)增大腰椎间隙作用:牵引疗法可以逐渐使腰背肌松弛,加大腰椎间隙。腰椎间隙的增宽,椎间隙负压加大,有利于突出的髓核回纳,同时使挛缩的韧带、关节囊和两侧狭窄的椎间孔牵开,从而缓解或消除了对神经根的压迫与刺激,对减轻下肢麻木和疼痛有较好的效果。

(3)恢复腰椎的正常列线作用:坐骨神经痛的患者可出现不同程度的腰椎侧弯,患椎关节可出现旋转、扭曲、梯形变和各种列线不正等异常表现。在牵引时,若将患者腰椎置于生理曲线状态,随着牵引时间的延长,列线不正的现象可以逐步恢复至正常,减轻对神经的压迫。

(4)松弛腰背部肌肉作用:坐骨神经痛反射性引起脊神经的刺激,多伴有腰背肌肉痉挛。这样不仅有腿痛,而且还引起腰部症状,构成腰椎列线不正。牵引疗法可以逐渐使腰背肌肉放松,解除肌肉痉挛。

因此,牵引疗法对腰椎间盘突出症引起的坐骨神经痛有较好的治疗效果,而且对腰部损伤及其他腰部疾病和其他原因引起的坐骨神经痛也有一定的治疗效果。

100. 治疗坐骨神经痛有哪些牵引方法?

腰椎牵引的方法很多,常见的有骨盆牵引、"攀单杠"牵引、机械牵引、反背牵引、徒手牵引等。

(1)骨盆牵引法:此法很适合家庭治疗。患者可以仰卧或俯卧在床面上,把足端的床位垫高,使患者处于头低足高位。患者戴上骨盆带(可用棉布或皮革自制),在骨盆部缠绕固定。骨盆的两侧各有索带,一端连于骨盆带,另一端经过滑车与重物相连,利用身体重量形成反牵引。牵引重物可因地制宜,沙袋、砖头或其他有重量的物品均可,每侧重量为5~10千克(图15)。每日牵引2~3次,每次牵引1~2小时,3周为1个疗程,每个疗程间隔5日。为巩固疗效,牵引后应当卧床休息,同时配合腰肌功能锻炼。

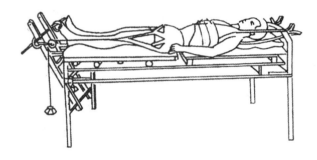

图 15　骨盆牵引法

(2)反背牵引法:此法是中医学治疗腰部扭伤的传统手法,是一种不用药物、安全有效的治疗方法。如果患者平时身体健康,因腰部突然扭伤发生剧烈腰痛,活动受限,尤其不能后伸者,用此法治疗能立竿见影(图16)。

反背牵引法治疗腰扭伤,不必使用麻醉药,主要是利用患者下半身的重量做牵引。一般来说,只要诊断明确,采用此法没有危害性,故非医务人员也可进行。操作时医者和患者背靠着背站立,医者以两肘分别挽住患者的两肘,弯腰使臀部抵住患者的腰骶部,使其腰部后伸。当感到患者双

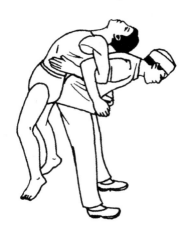

图 16　反背牵引法

足离开地面时,医者进一步屈曲髋部,使膝关节和髋关节屈曲到一定角度,然后逐渐加大屈髋程度,使大腿接近腹部,并抬起脚跟,用力冲击地面,同时伸膝。此时,患者的腰部可产生过伸和纵向牵引力,从而产生立竿见影的治疗效果。

(3)"攀单杠"牵引法:此法适用于青壮年男性患者。实施的方法如同"攀单杠"运动那样,两手拉住铁杠,两足离地悬空,利用自身下坠的重量产生牵引作用;或者选择高矮合适的门框,患者先站在小凳上,两手抓住门框后双足离开小凳,身体悬空。如果患者的手臂很有劲,还可以在脚上再挂上沙袋,增加牵引的力量,以提高疗效。如果手臂力量不够,可用带子在门框上拴两个套圈,牵引时先把手腕插在套圈里再抓住门框,以预防手没劲时掉下来(图 17)。

(4)徒手牵引法:这是一种由家人等协助患者开展的牵引法,对体质较差的患者尤为合适。操作时,患者俯卧床上,双手抓住床头,牵引者双手握住患者的踝部(单侧轮流

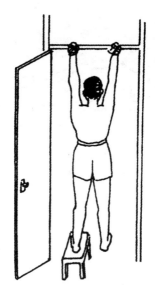

图 17 "攀单杠"牵引法

或双侧同时)牵引。在牵引的同时,操作者还可有节奏地抖动患者的躯体。每日进行 2～3 次,每次可重复操作 5～10遍(图 18)。

(5)机械牵引法:目前有许多种自动牵引床,如自控脉冲牵引床、振动牵引床、XQ 型立式自动控制腰牵引器及牵引、按摩、变换体位的多功能牵引床等。机械牵引法均在医院进行。对下列情况的腰痛、坐骨神经痛患者不宜做牵引疗法,以免发生意外。

①年龄较大,且有明显骨质疏松现象的患者。

②腰椎间盘突出症合并腰椎下部不连或伴有滑脱者。

③孕妇及妇女在月经期者。

④全身明显衰弱,如有心血管系统、呼吸系统疾病,心

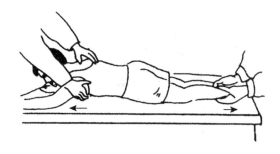

图 18　徒手牵引法

肺功能较差的患者。

⑤虽然有腰痛或坐骨神经痛症状,但原发病是结核或肿瘤引起,腰椎有破坏性改变者。

⑥虽然明确诊断,可进行牵引治疗,但牵引后症状不但不减轻反而加重或疼痛剧烈者。

101 家庭怎样进行牵引治疗?

对于慢性坐骨神经痛的患者,希望在家进行牵引治疗,这样既方便自己,也方便家人,同时也减轻家庭经济负担。

牵引疗法操作较简单,只要配齐骨盆牵引带、牵引滑绳、滑轮(2 个)、滑轮固定架及重物(如一定重量的沙袋)等,即可在家进行。

患者仰卧于木板床上,床上铺褥子。将骨盆牵引带打开置于腰部,然后围至前面,使之较为牢固地固定在腰部,牵引滑绳系好,即将床尾(患者足端)抬高 15～25 厘米,形成斜面,床尾愈高,牵引力愈大。牵引重量,一般为体重的

1/10～1/8,选择砝码挂于通过床脚滑轮的牵引绳索上。在牵引时头低位(去掉高枕),患者腿部垫垫子,使双髋、膝关节保持屈曲位,以减少腰骶部的前屈。每日牵引 3 次(上午、下午及晚上),每次牵引 60～90 分钟,3 周为 1 个疗程,一般可进行 2～3 个疗程。2 个疗程之间休息 5～6 日。患者在牵引最初几日症状迅速减轻,第 2 周末可有一定的疗效,第 3 周为巩固阶段。若第 1 周症状无明显减轻,可适当增加牵引重量(砝码);若仍无明显好转,应重新调整牵引床,并及时与医师联系咨询或复诊,调整治疗方案。

102 牵引治疗应注意些什么?

(1)注意事项

①坐骨神经痛患者进行牵引疗法时,要严格遵循医师的指导,尤其在家庭牵引时,应在医师指导下确定牵引的方式、重量、时间等具体内容,持续牵引力不得超过体重的100%。在牵引前应排除其他疾病,如骨折、肿瘤、风湿病等。

②牵引治疗过程中应注意自我防护,如出现疼痛加重、心慌、骶尾部感觉异常等,或患有心脏病、高血压等病史的患者,应密切观察,出现不良反应时,应立即停止牵引。

③在牵引治疗过程中,可同时配合药物、理疗、中医中药、中药热敷、针灸、穴位注射、封闭、神经阻滞、按摩等综合治疗,以减轻局部神经水肿、加快炎症的吸收,增强疗效。

④在牵引过程中,初期有些患者可因头低足高位而产生头晕、腹胀、大便秘结等现象,或疼痛轻度加重,不应中止牵引,待牵引 2 个疗程后,这些现象可逐渐消失。若出现疼

痛加重,应暂时停止牵引,向医师咨询,或改用其他疗法。

(2)禁忌证:如有下列情况者,不应进行牵引治疗,以免发生意外。

①身体明显衰弱的患者,如患有心血管疾病、呼吸系统疾病,心肺功能较差时。

②年龄较大,而且有明显骨质疏松者。

③有结核、肿瘤等疾病引起的疼痛,腰椎有骨质破坏性改变者。

④腰骶部外伤后仍处于急性期,虽明确诊断后进行牵引治疗,但因牵引而症状加重或疼痛剧烈者。

⑤椎管内有后纵韧带、黄韧带钙化等,导致椎管骨性狭窄的患者。

103. 治疗坐骨神经痛常用的推拿手法有哪些?

(1)直推法:医者以鱼际、掌根、全掌等不同手势,着力于患者一定部位,做直线前推,称为直推法。坐骨神经痛用直推法时,令患者俯卧于床上,于腰骶部、臀部(患侧)、下肢的后外侧涂按摩膏,以单手或双手鱼际或全掌自上而下直推,动作稍慢,力量均匀柔和,在腰骶部、臀部、小腿腓肠肌部,可力量稍大,次数稍多。此法可使肌肉放松,血液循环加快。

(2)掌揉法:患者俯卧位,医者以单手或双手叠加,以手掌的鱼际部位贴于患者的身上,借用双臂的力量做环行向前的按柔,从腰骶部直至腓肠肌,由轻到重,遇到肌紧张、痉挛的部位重点按揉,以逐渐解除肌肉痉挛和深层筋膜、韧带的粘连。本法的施术要点是手掌、大鱼际部一定要紧贴皮肤,力量深入,不宜在皮肤表面上搓来搓去。

(3)指揉法:患者俯卧位,医者用拇指末节背伸,以指腹、指侧着力,腕部松韧柔和,富有弹性地做回旋揉法。重点是腰背部膀胱经、督脉的穴位和压痛点,遇到肌结节部位时,应着力按揉。本法对解除肌肉结节和痉挛疗效非常明显。

(4)弹拨法:患者俯卧位或侧卧位,在臀大肌、臀上皮神经点、梨状肌、臀横纹中点等易于粘连结节的部位,医者双拇指并拢按于病变部位,余指置于上方,双拇指用力对结节进行弹拨,如弹弦状,可有效地剥离粘连,解除痉挛。

(5)提拿法:患者俯卧位,医者双手置于患者下肢,拿住或提起病变部位的肌肉,然后放下,如此反复进行,可迅速缓解下肢肌肉的紧张和痉挛,促进血液循环。

(6)滚通法:患者俯卧位,医者用手背及小鱼际部在患者臀部,通过腕关节屈伸外旋的连续往返活动,使产生的力轻重交替,持续不断地作用于臀部和下肢肌肉。频率不宜太快,要有节奏感,使腰、臀部肌肉放松,疼痛反应减轻。

(7)肘运法:患者俯卧位,医者前臂弯曲,肘尖置于病变部位,使表里俱动,速度均匀,环形压旋,带动肌肉,勿离部位,柔和深透。主要用于臀部等肌肉丰厚处。

(8)空心掌法:医者以指端、大小鱼际、掌根相配合,在患者病变部位上有节奏地叩打。具体操作方法是:肘关节自然弯曲,五指并拢屈曲,使手掌呈勺形,掌心虚空,腕部运动带动虚掌的活动,以指端、鱼际、掌根同时着力于病变部位,如此自上而下叩打,有节奏地连续操作,也可双掌操作。

本手法可使患者感到舒适轻松，以达到肌肉放松，活血通络的作用。

（9）掌剁法：医者用单掌、双掌、合掌的小指侧小鱼际部，如刀剁式，着力于患者病变部位，起落交替操作，即为掌剁法。剁法的操作要点是肘关节和腕关节活动灵活、轻巧，着力富有弹性，速度由慢到快，节奏规律有序。掌剁法根据着力部位可分为单掌剁、双掌剁、合掌剁。剁法对腰背部僵硬、"闪腰岔气"疗效显著，也可作为推拿治疗的收势手法，缓解某些推拿手法的疼痛刺激。

104. 手法推拿治疗坐骨神经痛应注意些什么？

（1）手法推拿操作应做到刚柔相济，繁简并重，其强度一般以患者诉说有舒适感、发热感、缓痛感、松快感为度。若发现患者有头晕、面色苍白、出冷汗、恶心、呕吐等，应立即停止手法操作，让其平卧休息。

（2）对年老、体弱和孕妇应禁用或慎用手法推拿治疗，尤其对老年人有骨质疏松症、高血压、严重冠心病患者和妊娠3个月左右的孕妇应绝对禁用手法治疗。

（3）局部有炎症，皮肤有开放性伤口，肌腱或韧带有大部或已完全断裂者，亦应绝对禁用手法推拿治疗。

（4）对怀疑或确诊有肿瘤、骨关节结核、骨髓炎或其他疾病，如血液病、出血倾向，类风湿关节炎活动期的患者都应绝对禁用手法推拿治疗。

（5）精神病患者和不能配合治疗者都不宜应用手法推拿治疗。

105 坐骨神经痛怎样进行按、摩、推、拿手法治疗?

(1)按法:用拇指、示指、中指的指腹或掌根、肘顶等部着力于体表病变部位或穴位,逐渐用力下压的一种手法。

通过拇指或掌根、肘顶部按压的力量作用于病变部位或以双手重叠在一起圆心螺旋式或均匀式按压,必要时术者可用身体前倾的姿势加强按压力。用力的大小视病情需要及身体的部位和患者耐受程度而定。肘顶加压一般用于腰臀部肌肉特别丰富的部位。具有活血化瘀、散结、调和气血、解痉镇痛的作用。多用于劳损、新伤、旧伤等。

(2)摩法:用手掌面或示指、中指、环指指腹放置于体表一定部位上,以腕关节连同前臂轻轻地、慢慢地、均匀地做圆形的有节律的摩动。

肘关节自然屈曲,腕部放松,掌指自然伸直,着力部分要随着腕关节连同前臂做盘旋运动,由浅入深,由表及里,由慢到快,和缓自如地摩动,每分钟 $100\sim120$ 次。具有行气和血、消瘀散肿的作用。刺激轻柔缓和,是按摩胸腹、胁肋、四肢常用手法。

(3)推法:用指腹、手掌或肘部平衡地着力于肢体的一定部位上缓缓地上下或左右推动。

操作时手与着力部位要贴紧,做到推于皮肤,作用于肌肉、脏腑。用力要深沉平衡,不可跳跃,拍打力度要缓慢而均匀。具有温经散结、舒筋通络、驱风散寒、活血镇痛、调和气血之功效。常用于腰背、四肢等软组织损伤。尤其适用于陈旧性损伤。

（4）拿法："捏而提起谓之拿"。拿法即以单手或双手的拇指与其余四指对合呈钳形，施以夹力提拿于施治部位。根据施治部位的不同可分为三指拿、四指拿和五指拿。

施力时，应在一定的部位或穴位上进行有节律的提捏，手指用力应对称持续，由轻到重，再由重到轻。不可突然用力，边提拿边连续地旋转移动，上下、前后顺序移动，将拿于手指中的肌肉逐渐挤捏松脱滑弃，动作和缓而连贯，本法常用于颈项、肩部、四肢。具有通经和络，散寒祛邪，活血镇痛的功效。常用于腰腿疼痛、肌肉酸痛等。

106 坐骨神经痛怎样进行捏、揉、搓及擦手法治疗？

（1）捏法：用拇指与示、中指夹住施治部位或以拇指与其余四指的合力进行施治，反复交替，自上而下地用捏手法治疗。

捏法的动作与拿法相似，手指用力较轻。患者俯卧位，肌肉放松，医者用两手拇指桡侧面夹起脊柱两侧皮肤，随捏随提，顺着经络的走行方向，沿脊柱自上而下施行捏法操作，再沿着脊柱两侧膀胱经提捏，示指、中指与拇指要相对捏紧皮肤。具有舒筋通络，行气活血的功效。适用于颈项部、腰背部、上肢软组织损伤等。

（2）揉法：用指腹面或手掌根部在皮肤上做轻柔缓和地回旋揉动的一种手法。用大鱼际或掌根部揉的称掌揉法，用指面揉的称指揉法。

揉动的手指或手掌一般不移离治疗部位的皮肤，应用腕力使该处的皮下组织随手或手掌的揉动而滑动。点穴揉或用手指指腹揉，大面积用手掌揉。本法较柔和，适用于四肢、颈项、躯干部的伤筋。

（3）㨰法：用手背掌指关节突出部附着在一定的部位或穴位上滚动的手法。本法具有调和营卫、疏通经络、解痉增力、促进血液循环及解除肌肉疲劳的作用。主要作用于四肢及腰背等肌肉丰厚的部位。操作方法分为两种。

①侧㨰法：用手背近小指侧部分，附在治疗部位，通过腕关节屈伸、外旋的连续往返运动，使之产生一个滚动的力，持续不断地在治疗部位运动。肩臂腕关节要放松，手指任其自然，肘关节呈半屈曲位。

②直㨰法：手握空拳，以示指、中指等4指的第一指间关节突起部着力于体表治疗部位，做均匀的前后往返摆动，着力点要紧贴皮肤，腕部要放松，用力要均匀，动作要灵活。

（4）擦法：用手掌的大小鱼际、掌根或手指在皮肤上做直线往返摩擦的一种手法。也可用空心拳进行梳发式的擦摩。

腕关节伸直，使前臂与手接近相平，手指自然分开，以肩关节为支点，用上臂带动手掌，力量要大而均匀，一般速度为每分钟90～110次，动作要灵巧而连续不断，使皮肤微红，有温热舒适感。注意操作时手掌只能接触肌肤，不可带动深层组织，施术时一般要用些润滑剂，以防擦破皮肤。本法具有活血化瘀，舒肌展肤，消肿镇痛，祛风散寒，温经通络的作用。多用于腰背、四肢肌肉酸痛及湿痹痛症等。

107 坐骨神经痛怎样进行击打、弹筋、点穴、踩跷法治疗?

(1)击打法:用手掌或小鱼际掌、空心拳叩击或击打损伤部位或病变部位的一种方法。用拳捶击肌体叫捶击法;用手掌拍打患处的手法叫拍打法;这两种方式并用,称击打法。

自上而下,自左而右,反复击打,击打时要求用力轻巧而有反弹感,免得患者有震动感。动作要有节奏,快慢一致,不要击打骨骼突出部位。具有疏通气血,驱风散寒,舒筋镇痛,消除外伤后瘀结及疲劳酸胀等作用。击打法适用于腰背、臀部、大腿等肌肉肥厚的部位,对陈旧性损伤或风寒湿证者有较好的疗效。

(2)弹筋法:是指触摸之而起,起而能弹的治疗方法。常用拇指或示指、中指指腹相对顺肌肉走行的垂直方向,用力将肌束、肌腱用力提拉,然后迅速放开,使其弹回,反复操作 20 次左右。具有解除肌肉痉挛,松解粘连,活血消肿,祛瘀镇痛的作用。适用于急、慢性伤筋而致痉挛或粘连者。对颈、背、臀等部位均可应用。

(3)点穴法:是根据经络循行路线,选择适当的穴位,用手指在经穴上点压、按摩,又称穴道按摩。用拇指、示指、中指点法,或五指捏在一起并拢呈五指点法。具有疏通经络,疏通气血,调和脏腑,平衡阴阳,防病疗伤的作用。多用于腰背部劳损、四肢伤筋及各种损伤性疾病。用力大小可分轻、中、重 3 种。

①轻按:是以腕关节为活动中心,主要用腕部力量,以

肘和肩关节协调配合。其力轻而富有弹性,是一种轻刺激手法,多用于小儿及年老体弱者。

②中按:是以肘关节为活动中心,主要用上臂的力量,腕关节固定,肩关节给予协调配合。是一种中等刺激手法。

③重按:是以肩关节为活动中心,主要用上臂的力量,腕关节固定,肘关节给予协调,是一种强刺激手法,多用于青壮年患者及软组织丰厚部位。

(4)踩跷法:是以术者在患者腰背部进行踩跷的一种治疗方法。本法具有疏通经络,活血止痛,缓解痉挛的作用。临床上常用于治疗腰椎间盘突出症,以使突出的椎间盘复位并松解粘连。

患者俯卧在踩床上,在胸部和大腿部各垫2～3个软枕头,使腰部腾空。术者双手扶在踩床的横梁上,以控制自身体重和踩踏的力量,同时用脚踩踏患者腰部并做适当的弹跳动作,弹跳时足尖不要离开腰部。根据患者体质,可逐渐加重踩踏力量和弹跳幅度,同时嘱患者随着踏跳的起落,配合呼吸,跳时吸气,踩踏时呼气,切忌屏气。

108. 如何用手法加穴位治疗坐骨神经痛?

(1)手法一

①患者俯卧位,取腰部患侧(命门、肾俞)以滚或推为主,按肾俞为主。辅以健侧同样穴位。

②患者俯卧位,取臀部患侧(居髎、环中、环跳、上次髎)以滚或推为主,或按或点(环跳)为主。辅以健侧同样穴位。

③下肢(承扶、风市、委中、阳陵泉、足三里、承山、昆仑

等）以擦或推为主，以拿委中、按（足三里）摇、搓为辅。

（2）手法二

①手法：擅、点、拿、搓。

②取穴：命门、肾俞、腰阳、上髎、次髎、环跳、承山、风市、委中、阳陵泉。

③操作步骤

▲患者取俯卧位，术者站在患侧，用擅、点、拿、法施于膀胱经路线，着手于命门、肾俞、腰阳、上髎、次髎穴，经过承扶、委中至承山穴，自上而下推5～8遍，做重点治疗。

▲患者取侧卧位，术者点环跳、内市、委中、阳陵泉穴。并用点、拿、搓法施于从环跳至阳陵泉穴的胆经线上，自上而下推5～8遍，做重点治疗。

▲患者取仰卧位，拿委中、承穴，搓整腿部结束，自上而下推5～10分钟，做重点治疗。

（3）手法三

①手法：擦、平推、拿、按、搓。

②部位：腰骶部，患侧臀部及下肢，以臀部和腘窝为重点。

③操作

▲患者俯卧位，术者站在侧面，用擦法施于腰骶及臀部，沿大腿后外侧至足跟，重点环跳、居髎、委中穴，自上而下擦、平推、拿、按8～10次，同时配合后抬腿辅助动作。时间约10分钟。再按或点八髎、承扶等穴。

▲患者取侧卧位，从臀部开始沿大腿外侧用擦法施治，时间5～8分钟。然后按或点环跳、八髎、风市等穴。

▲患者取仰卧位，术者将患肢屈膝向胸靠拢，揿压几下，

再向后拉,做速度较快的伸膝运动。继之,将下肢放平,用擦法施于患肢前侧。时间5～8分钟。

▲ 姿势同上,术者用单手拿法施于整个患侧下肢,重点在大腿内后侧。继之用搓法施于该下肢,使肌肉放松。

▲ 患者取坐姿,术者站在病员后侧,用平推法施于臀部,以透热为度。

▲ 若症状较重,疼痛剧烈者,可在臀部及大腿后侧加用热敷。注意保暖,忌酸、冷饮食及蟹等寒性食物。

(4)手法四

①点穴加按摩治疗法

②取肾俞(补)、委中(补)等穴为主,并宜在两穴上下配穴。肾气虚弱者,加补肺经之太渊、命门、关元、足三里等穴,并宜在疼痛部位取穴,以助疗效。风湿者,加点环跳、腰眼、阿是穴,头几次用泻法,见轻后用补法,另外加循按法。扭伤者,如果疼痛在足少阳经时,则取疼痛处以上的穴,用泻法;疼痛处以下的穴,用补法。如果是足三阴经的穴位,则补泻相反。另外,加循环按压手法。每穴平揉、压放各36次。气虚久病者,加点打法。如腰扭伤或腰椎间盘脱出症,可在相应穴位上点按。

③每个穴位1～2分钟,每日1次,每次按摩20～30分钟。

④若症状较重,疼痛剧烈者,可在臀部及大腿后侧加用热敷。注意腰腿要保暖。

(5)手法五

点按、揉搓、震抖手法:患者取俯卧位,术者双手拇指自患者上背部沿脊柱两侧为太阳膀胱经循行路线。取命门穴、肾俞穴、气海穴,补法点按环跳穴、委中穴、承山穴。自上而下进行揉按,施治 4 分钟。揉按完毕,泻法点按命门穴、肾俞穴、气海穴各 1 分钟。擦法沿腰椎两侧自上而下施治 10 分钟。之后,用震法施治于第 4～5 腰椎处,施治 2 分钟。术者抓住患者双脚踝部用力拔伸,同时用震拱法进行上下抖动。上述治疗完后,患者取仰卧位,术者助其进行屈膝屈髋动作数次,治疗结束。

每个穴位 1～2 分钟,每日 1 次,每次按摩 30～40 分钟。

随着疼痛逐渐缓解,患者可适当做一些腰部的自我锻炼,如抬腿,转动躯体等动作,并逐渐增加锻炼时间和运动量,但切忌进行剧烈的活动。另外,每次手法治疗结束后,如患者取仰卧位休息,应在腰部垫上一只枕头。有条件的,治疗结束后,用腰围固定腰部。

(6)手法六

①弹拨、点揉、拍击手法。

②患者取俯卧位,术者用擦法从腰骶部、臀部沿大腿后外侧至足跟操作,上下往返数次。然后用拇指沿坐骨神经走行路线弹拨数次。阳性反应点处多施术。

③点揉、弹拨肾俞、居髎、环跳、殷门、委中、承山穴,拿昆仑、太溪、阳陵泉穴。

④患者仰卧位。术者一手握住患腿踝部。一手扶按患侧膝部。做屈膝、屈髋、环形摇髋关节。

⑤握空心拳,用拳心有节律地拍击腰臀部。

⑥若症状较重,疼痛剧烈者,可在臀部及大腿后侧加用热敷。治疗后注意腰腿要保暖。

(7)手法七:点按、揉按、分筋、理筋。

患者俯卧位,术者站于一侧,用擦法从腰部脊柱两侧沿足太阳膀胱经自上而下,手法每次逐渐加重,反复做 3～5 遍,中度力量点按肾俞、腰眼、阿是穴、环跳、委中、承山、昆仑等穴,揉按腰部 2～3 分钟,每穴要有酸胀感。急性腰腿痛者,在痛点位置要用中、重度力量,并在痛点上以拨法分筋、理筋,以静压或点按结束。腰椎变形后凸者用牵引按压法。腰椎间盘突出者,用旋转法或牵引、晃法及侧扳法。腰肌痉挛者,用屈膝屈髋压按法。骶髂关节病变者用局部点按拨法,并做"4"字压法。髋关节活动障碍者用摇髋法。每次 30～40 分钟,每日 1 次。若症状较重,疼痛剧烈者,可在臀部及大腿后侧加用热敷。治疗后注意腰腿要保暖。

(8)手法八:每次 30～40 分钟,每日 1 次。

①按探法:按揉环跳、居髎、阿是穴、承扶、委中、承山等穴。

②牵拉法:做患侧下肢屈伸及抬高绷腿运动。

③斜扳法:做斜扳腰部及患侧下肢后伸。

④揉摩法:在下肢患外侧做揉摩 3～5 遍。

⑤做患侧下肢屈伸及抬高活动。

⑥腰部做俯仰、侧弯、回旋活动。

109 如何用手法治疗坐骨神经痛?

(1)手法一

①手抚法:患者仰卧,术者以两手全掌着力,在其下肢后侧和外侧,自上而下地做离心性抚法,反复操作 6～10 次。

②掌揉法:术者以右手掌根部着力,在患者患肢后侧和外侧行环形揉按,反复操作多次(图 19)。此法有松弛肌肉、缓解疼痛的作用。

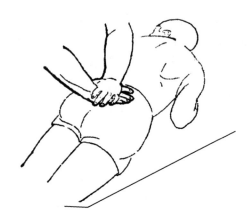

图 19　掌揉法

③拐肘压法：术者以肘关节着力，沿患者坐骨神经分布区自上而下施以压迫，对环跳、委中、足三里、悬钟、昆仑等穴须停留压迫（图 20）。此法为治疗坐骨神经痛的主要手法。

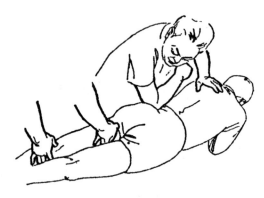

图 20　肘压法

④叩打法:以掌或空拳叩击和切两法为主,用力叩打患者的腰、臀、腘窝和小腿外侧等部位。

⑤运动法:以直腿抬举法和膝屈伸法为主,反复操作5～8遍,以松弛其紧缩之筋腱。患者亦应尽量多自主活动,以助疗效。

每次 30～40 分钟,每日 1 次。若症状较重,疼痛剧烈者,可在臀部及大腿后侧加用热敷。治疗后注意腰腿要保暖,适当休息。

(2)手法二

①手法:按揉、捏拿、按压。

②患者取俯卧位,术者站在患者腰部一侧,用一手的掌根分别按揉脊柱两侧的肌肉,由背至腰骶部,随后用两手交替捏拿腰肌并用两手拇指按压大肠俞穴,以疏通膀胱经经气,缓解腰背肌痉挛。

③术者沿下肢疼痛的部位,用一手拇指指尖依次按压环跳、承扶、委中、承山穴,每穴按压 1 分钟,以行气通络。然后,用掌根及掌面按揉患者大腿后外侧,随后用五指指面捏拿患肢的内外两侧肌肉,以疏通下肢经气。

④患者仰卧,术者站在患者膝关节的对侧,用一手拇指的指尖按压阳陵泉穴和足三里穴。然后,再捏拿股四头肌及小腿的胫前肌,以疏通经络,缓急止痛。

⑤术者站在患肢足前,用一手托住足跟,一手固定住足趾,然后将踝关节背屈,以延伸大腿后侧肌肉,牵拉坐骨神经,继而用一手拇指指面按压痛侧冲门穴,待患者下肢出现麻木、凉、沉重胀感觉后松指,以活血化瘀,改善下肢血流。

每日或隔日 1 次,每次 30～40 分钟。若症状较重,疼痛剧烈者,可在臀部及大腿后侧加用热敷。治疗后注意腰腿要保暖,适当休息。

（3）手法三

①患者仰卧位,使下肢尽可能屈曲,紧贴腹部,这样可发现患侧腿痛的程度和位置。

②易屈曲的腿伸直,不易屈曲的腿尽量推向腹部。

③在这种屈曲姿势下,发出口令,让患者尽力吸气。用手掌对患者屈曲一侧的臀部,从下向上,以中等力量猛然拍打。

▲患者仰卧,两腿屈曲。

▲两腿一同做屈伸动作。方法是:使腿做上下运动,然后以腰和臀为轴,分别向左右方向旋转,使腰肌、臀肌等已经僵硬的肌肉舒展开。此动作要各做 8～10 次,要耐心地做。

▲伸开患者双腿,骑跨着患者下腹站立。

▲用双手托住患者腰部和骶骨,以患者身体的中心部为轴,向左右各摇摆 6～10 次。

▲上述动作完成,保持原来姿势不动,两手放在髂骨部位的深处,使劲往上托,在紧接着的一瞬间,猛然松开手使其落下。要领是:患者不抵抗,以其自然的力落下去,抬起高度以 30 厘米为宜,此动作做 3～5 次。

▲上述动作做完后,将患者的双腿尽量分开,术者半跪半坐,两手拇指放在患者疼痛的外踝位置,两手紧握脚踝部,然后将脚踝部边向内侧扭转,边向下用力拉,重复施行上述方法,几乎所有的坐骨神经痛都能消除。如手法做得过重,则刺激过度,则不妥当。如疼痛未完全消除,可在下

次再行此疗法。

此方法每日或隔日 1 次，每次 20～30 分钟，5 次为 1 个疗程。

（4）手法四

①拇指或用肘尖，点阳关、秩边、环跳、承扶、委中、承山、丘墟、阳陵泉等穴，每穴各点（压）30 秒钟。

②在腰骶部、臀部、大腿后侧、小腿外侧揉拿数次。

③用拇指或肘部沿臀部、大腿后侧，小腿外侧拨筋反复数次。

④患者仰卧位，由他人将下肢屈曲，做髋关节的摇动法数次。

每日 1 次，每次 25～35 分钟，7 次为 1 个疗程。

110 怎样用手法加穴位加中药外用治疗坐骨神经痛？

（1）手法一

①按摩加中药外用。

②推揉、擦摩、按压痛点处及其腰腿周围组织。

③用整复基础手法，患侧（肢）分为两组穴位，先掐、捏、揉和点腰俞、八髎、居髎、环跳、承扶、殷门、委中、承筋、承山、绝骨、复溜、昆仑、申脉等穴。后点环跳、承扶、殷门、绝骨、委中、承筋、承山、复溜、昆仑、申脉等穴。或两组交替进行。

④外用中药洗熨（敷）痛处，每日 1～2 次。

方 1：透骨草、刘寄奴、炙归尾各 10 克，炒赤芍 6 克，牡丹皮 6 克，防风 6 克，汉防己 10 克，秦艽 6 克，独活 6 克，木瓜6克。以上10味中药加水煎沸20～30分钟,去渣(也可不去渣)备用。熏蒸患处,每日1～2次,10日为1个疗程。

方2:黄芪12克,柴胡12克,路路通10克,炒杜仲10克,牛膝10克,汉防己10克,生茅术10克,桑树枝(干)10克,钩藤6克,升麻6克。以上中药加水煎沸20～30分钟,去渣(也可不去渣)备用。熏蒸患处,每日1～2次,10日为1个疗程。

方3:天仙藤、蒲公英、苏木、艾叶各20克,三棱12克,独活10克,紫花地丁、没药、白及、防风、当归各8克,桂枝5克,细辛5克。以上中药加水2000毫升,煎沸20～30分钟,可去渣(也可不去渣)。熏蒸患处,每日1～2次,10日为1个疗程。

⑤内服中药,中药方剂见本书中第83问;中成药见本书中第84问。

用上述各法,轻者5～6次,重者10数次即可痊愈。愈后也可日常用此法,以预防复发。治疗后注意腰腿要保暖,适当休息。

(2)手法二

①术者双手握住患者踝部,行单侧腿抖动,患侧12次,健侧8次,两侧分别进行。

②术者双手同时环握患者双踝部,进行双侧摔腿12次。

③患者站立,蹬双足尖,背部向后倾,术者呈虎步站立,左手提托患者左腋下,右手掌心按住骶部。左手将腋部向上举,使患者足尖离地;右手单从骶部向上平推至背部,进行抬腰上推手法,反复做3次。

④患者站立,双侧下肢分别踢腿动作,每侧8次。

⑤根据急慢期选用不同的中药外用或内服。

每日或隔日 1 次,每次 30～40 分钟。治疗后注意腰腿要保暖,适当休息。

111 有哪些手法加穴位加牵引治疗坐骨神经痛?

(1)手法一

①患者仰卧位。术者立于患者右侧,以右腋下夹住患者右足踝上部。左手掌搭于患肢膝关节的前侧,右肘屈曲,以前臂从患肢小腿背侧插入搭于左前臂中 1/3 处。此时,用力夹持患肢向下牵引 1 分钟。

②按压太溪、解溪穴,牵引、提拉踝关节,并以拇指用轻手法向前外侧推按、压足三里穴,并向下滑行至踝上部,分三点捏压。提拉股四头肌联合腱。按压风市、冲门穴。

③术者仍夹持患者足踝部,以右手掌托住小腿后侧,左手掌托住股骨大粗隆。以强力屈曲髋、膝关节至最大限度为止。继而以右手持握足踝部,伸屈膝关节 4～5 次。伸屈时,术者要用力向前伸小腿,并嘱患者同时做蹬空动作。

(2)手法二

①患者俯卧位。在梨状肌肌腹上隆起条索状处分为 3 点,在每点上,两手拇指横放于条索上,稍用力对挤,起手时向上向外旋转,使坐骨神经与梨状肌粘连分离开。

②患者侧卧位,背向术者,将左腿膝关节放于屈曲位。右下肢放于伸直位,右侧臀部朝上。此时,术者屈曲右肘,右手担任左上臂作为支撑力,左手向后牵拉髂前上棘。术者将屈曲的右肘后侧鹰嘴尖端放于患肢股骨大粗隆尖端的

上部,用力按压 40 秒钟。然后,术者右肘仍以原式,将右肘鹰嘴尖端放于环跳穴,用力按压半分钟。

③患者俯卧位。术者用两手拇指放髂后上棘内侧,平腰 4～5 间隙处,相当骶棘肌外缘。对准髂后上棘斜向外下方,按压其附近的软组织,患髋关节疼痛立即消失。

④术者右手掌揉拉患者臀部,并用手掌在下肢背侧从臀下到踝上部捋拉 4～5 次。

⑤患者仰卧位,按压冲门穴。

⑥术者右手持握患肢踝上部,伸屈膝关节。伸屈时稍用力,并嘱患者同时向下蹬空。

每日按摩 1 次,每次 20～30 分钟,5 次为 1 个疗程,直至疼痛消失为止。在治疗期间,患者应卧床休息,以减轻病变组织和神经张力及反应性水肿,从而有助于加速症状的缓解。治疗后注意腰腿要保暖,适当休息。

(3)手法三

①患者取俯卧位。术者立于一侧。术者用单手或双手捏揉患者腰部、大腿后侧、大腿外侧,并顺序捏揉至小腿。反复数遍使之有发热感,以疏通经络。接着术者一手扶患者肩背部,一手屈肘,身体前屈,用肘尖点按秩边穴、环跳穴,力量由轻到重,再到轻,缓慢抬起,然后视患者情况用肘尖或拇指点按承扶穴、风市穴、委中穴、承山穴、足三里穴等。而后患者双上肢前伸,双手扒住床边,腰腿部尽量放松,术者双手握住单踝部,稳稳用力向外牵引,并持续牵引 3～5 分钟,边牵引边双手抖动双下肢。时间到后再轻轻松开,可反复进行数次。牵引后再以掌根按擦八髎穴透热为度。

②患者仰卧,腰部垫 10～20 厘米高,10～20 厘米宽,腰骶部高,似一个等腰三角形,最好为棉质品或荞麦壳做成置于腰部自行牵引。

③患者仰卧位,让患者全身肌肉放松,助手或患者本人将腰部挺(抬)起,术者用右手掌与肘部顶住腰部,持续 3～5 分钟,放下腰部,休息 5～10 分钟。每次按摩可行 3～5 次。

112 坐骨神经痛患者怎样进行自我推拿治疗?

自我推拿是我国传统的一种健身方法,特点是"意""气""行"结合,要求自我推拿时,思想要专注集中,调节呼吸,动作要有意识支配,并配合其他治疗。

(1)摩肾堂:两手掌或拳背紧贴在背后脊柱两侧,由两手尽可能摸到的最高位置开始,然后往下摩擦,经肾俞直至尾骨,顺序做 30 次。中医学认为,风邪伤人多由背部入侵,由之主张"背亦常暖"。《景岳全书》强调"风邪伤人,必在背部、颈根之间"。所以,我们在背部及肩关节等处给予推拿,能祛一身诸证,有主治百病无所不疗的功效。

该运动主要为自我运动,坐在中高(30～50 厘米)凳子或坐在硬板床上,其按腰是在站立时双手反背,以按腰背部的穴位为主,双手反背后首先是腰背部的痛点穴,用拇指屈曲时指间关节突起部或用示指与掌指关节屈曲时的突起部来按压腰部痛点、腰阳关、肾俞;臀部的环跳穴、痛点穴,每日 2～3 次。

搓腰也是双手反背,在脊柱的两侧上下搓脊柱的夹脊穴(也称华佗穴,位于第 1 腰椎至第 1 骶椎各棘突之间旁开 0.5 寸处,左右各 24 穴,共计 48 个穴,其主治范围极为广泛,包括头颈四肢,内脏器官,能综合调理人体功能)。还可以用两手相互搓热后反背放在腰部上下搓腰肌使腰肌发热,每次搓 3～8 分钟,使腰部感到发热,每日 3～4 次。

以上按腰搓腰是自我治疗的一种很有效的方法,在民间流传较为广泛。

中医认为,腰为肾之府,坐骨神经是脊柱里脊髓发出的神经支,脊髓内传导出良好信息,而坐骨神经的炎症也自然逐渐恢复。

(2)搓尾骨:用示指和中指揉搓尾骨,两手交替各做约 30 次。具有行气活血、固脱止痛的作用。

(3)织布式:患者取坐姿,两腿伸直并拢,足尖向上,两臂微屈,手掌向外,向足部做推动姿势,同时躯干前俯,并配以呼气。推至尽头即返回,此时手掌向里,配以吸气。如此反复做 30 次,能强健腰脊。

(4)和带脉:两腿盘膝坐,两手腹前相握,上体旋转,自左而右转 16 次,再自右向左转 16 次。具有强腰固肾、健脾和胃的作用。

(5)通经络:患者在患侧下肢循经压穴,如腰俞、肾俞、上髎、次髎、中髎、下髎、承扶、殷门、委中、承山、昆仑、环跳、阳陵泉等穴。每穴按压时有酸胀感,持续按压 1～2 分钟,以疏通经络,减轻疼痛。

(6)拿下肢:用一手或两手捏拿大腿根部开始至踝部止,自上而下,顺捏 20 次,每日 3～4 次。有防治患肢肌肉萎缩,减轻疼痛,疏通经络的作用。

（7）擦涌泉：用左手掌擦右足心 100 次。再用右手掌擦左足心 100 次。涌泉穴位于足底正中，是足少阴肾经的起点。具有除湿气、固真元、宁神志、清肝明目的作用。

（8）拍打：以单手或双手掌或空心拳，自上而下，先两侧后前后，顺序拍打患肢。每日 3～4 次，每次 20～30 分钟。

患者自我推拿时，可不必拘时间、次数，动作要轻柔、缓和，以自感舒适为宜。患者自行操作时可隔衣或裸露患肢，但裸露时注意防受凉。

113 坐骨神经痛怎样进行拍打疗法治疗？

患者俯卧在治疗床上，松开裤腰带，腰部和双下肢均裸露或单裤，令患者全身放松。

操作者站在患者的一侧，将准备好的丁香油，或配制的外用药酒少许倒在要进行治疗的皮肤上，用手掌涂搽均匀后，五指并拢在患者的腰、骶、髋和双下肢进行均匀拍打。拍击的力量以患者的皮肤微红为度，在每拍打 3～5 遍后，用示指和中指在患者的夹脊穴、肾俞、环跳、承扶、委中、承山、昆仑等穴位进行重点指压，每穴指压 1 分钟左右，再进行拍打。每次拍打 30～50 分钟，每日 1 次，15～20 次为 1 个疗程。

治疗室温度要适宜，避免感冒。指压和拍打治疗时严禁损伤患者肌肤（操作者指甲要修短），如有皮肤破损，应及时处理，且下次治疗时，应尽可能避开。

114 为什么要提倡坐骨神经痛患者进行自我治疗？

坐骨神经痛患者不可能全部住院治疗,较好的方法是在医务人员给予正规治疗的同时,患者在家庭或工作暇余,根据个人病情和周围实际条件,运用自行可以掌握的治疗技术和保健知识,采取相应的自我治疗。

自我治疗包括:纠正和改善不良姿势,开展家庭牵引治疗,坚持医疗体育,加强腰背肌肉功能锻炼和自我保健,合理用药等。自我治疗必须做到以下几点。

(1)注意事项

①在了解疾病的基础上,积极主动地配合医务人员的正规治疗,如完成手法复位后须绝对卧床休息,以保持手法复位的相对稳定,巩固疗效。

②增强自我防护意识和预防知识,也是普及医学知识的一种手段。患者在进行自我治疗的同时,可以了解有关坐骨神经痛的医学知识,加强患者今后的自我保护,注意预防和保健,对治疗大有帮助。

③降低坐骨神经痛的复发率,尽管治疗坐骨神经痛有很多方法,但其复发率仍很高,如果患者掌握了自我保健、预防和治疗方法后,一旦出现复发的先兆,就可以及时采取简单而行之有效的自我保护方法,控制病情,以避免再度复发。

(2)自我按摩治疗方法

①揉下肢:患者跪在床上,用中指或拇指按在穴位上,以有酸、麻、胀感为佳,每个穴位按压1～2分钟,按时边揉边

按边用力,每日 1～2 次。下肢肌肉较发达,难以用得上力,即用力有时效果不佳,因此最好的方法是在臀部周围点穴较省力。

▲点穴:第 1 个穴位在坐骨结节和股骨大转子连线的中点(环跳穴)。第 2 个穴位是大腿中段后面中央(殷门穴)。第 3 个穴位在腘窝中央偏外半指(委阳穴、正中委中穴)。第 4 个穴位是在小腿肚中央(承山穴)。第 5 个穴位在内踝的后方(内侧昆仑穴、外侧太溪穴等)。

▲推小腿:如果是小腿后侧麻木疼痛,就推小腿肚,如果是小腿外侧麻木疼痛,就推小腿靠小脚趾的那一侧。方法是坐在中(高)凳子或低凳子上,用掌根或大鱼际由上向下保持压力向下推,可以涂些"润滑油剂"或隔着一层布推,每日 2～3 次,每次推 20～30 次。

②捏跟腱:跟腱位于足跟的后上方,在床上用两手拇指和示指的中节稍用力分别捏两侧跟腱,内侧有足太阴脾经、足少阴肾经、足厥阴肝经;前外侧有足阳明胃经、外侧足太阳膀胱经、足少阳胆经,以能耐受为度。每次捏 20～30 次,每日 2～3 次。

③抖腿:站立时,用健侧腿持重,患侧放松,手掌按在大腿后方,左右抖动肌肉 2～3 分钟,然后坐下,微屈膝关节,手掌按在小腿后方,左右抖动肌肉 2～3 分钟。抖动要自上而下,连续、流畅、自如。

④牵拉:患者趴在床上,双手抓住床头,由家属或他人或两人握紧患者的踝关节向后方牵拉,待患者感到疼痛减轻或消失时,维持这种拉力,直至患者舒适为止,每日 1～2 次,每次连续 10～20 下。

115 针对坐骨神经痛患者进行自我运动有哪些？

（1）下蹲起立锻炼运动：坐骨神经段主要起源于腰骶段至大腿后部，这段的解剖也较复杂，容易受肌肉、肌筋膜、关节的影响，当发生了坐骨神经炎症（为无菌性）时，整个下肢疼痛较剧，患者最好是休息及做针对性运动有利于促进康复。该运动主要是下蹲与起立动作，这个运动不受任何时间、地点、场地、限制进行运动，针对坐骨神经痛的病因病理，有针对性活动。在急性期可少做，慢性期或平时可多做自由选择。本运动主要锻炼脊柱、腰背肌、腹肌和大腿部肌肉，同时还能活动躯干与双下肢关节等，

该运动开始做时要双手扶在靠椅、桌子、门等物体，以防跌倒。每次下蹲速度与次数依本人体力、耐受为度，不要勉强。开始一般以 20～30 下，每日 2～3 次，锻炼久了可多增加 20～30 下。

（2）甩腿运动：针对患肢疼痛不适，下肢肌肉有不同程度萎缩（取决于发病时间长短），肌力下降，此时除了减轻疼痛外，还要防止肌肉萎缩，因此甩腿运动除能帮助下肢运动外，还能防止肌肉萎缩。具有舒筋活血，疏通经络，散瘀止痛的作用。

此方法为左手扶住物体，或扶椅靠、桌子、门框、墙壁等物体，以防跌倒。人体重心偏向一侧。右侧下肢开始甩动，一般以 15～20 下，交换右手扶物体左下肢甩动方式，甩动 15～20 下，每侧交换 3～4 遍，每日 3～4 次。

甩动下肢时可穿鞋，但鞋要固定好，以防甩掉，也可在

甩腿前脱掉鞋。

（3）推捏下肢：坐骨神经痛主要表现为下肢痛、腰痛和行走困难，患者表现很痛苦，因此在治疗上主要针对坐骨神经炎症和肌肉疼痛等。从人体来讲，有6条经络走行于下肢，即足阳明胃经、足太阴脾经、足太阳膀胱经、足少阴肾经、足少阳胆经、足厥阴肝经通过。坐骨神经疼痛，中医有"通则不痛，痛则不通"原理。采用中医推拿手法治疗中，用自我推捏手法治疗，也能收到很好疗效，其手法如下。

患者端坐在中高凳子上或坐在硬板床上，两手拇指与其他四指分开，从大腿根部开始，先由左腿或患腿开始，左手在上，右手在下，从大腿根部开始边推边捏自上而下，推捏10次，再转向右腿，同样右手在上左手在下，从根部开始，推捏10次，如此反复操作。注意下肢两侧和后面要重捏，因两侧的穴位较多，边推捏也是对穴位的刺激。

116 坐骨神经痛怎样进行封闭治疗？需注意些什么？

封闭疗法是在适量麻醉药中加入少量糖皮质激素或其他药物，注射到患部或相关穴位治疗疾病。

（1）作用：镇痛、消炎、活血。

（2）常用药物：普鲁卡因、利多卡因、糖皮质激素类、维生素类、中成药（当归注射液、黄芪注射液、丹参注射液）等。5%葡萄糖注射液、0.9%氯化钠溶液亦可作为封闭疗法药物。

（3）操作方法

①硬膜外腔封闭疗法：用1%普鲁卡因注射液5～10毫升加泼尼松龙注射液0.5～1.0毫升。选第4或第5腰椎间

隙为穿刺点,局部皮肤常规消毒,局部麻醉后穿刺,达到深度时,回抽有清亮液体或血液,说明针头进入了硬脊膜,或在血管内,应将针头退回 0.5 厘米,再推注封闭药液。若无回液,说明针头在硬膜腔外,此时注射部位有胀感,并沿坐骨神经向远端放射,则表明效果好。若患者有剧烈的腰、腿酸胀感时,可分次注射,每次注入 3～5 毫升,休息 1～2 分钟,无不良反应时,再继续注射。注射后应卧床休息 30 分钟。一般每周封闭 1 次,3～5 次为 1 个疗程,每两个疗程后停止治疗 4 周。

②腰交感神经节封闭疗法:患者取侧卧屈髋或俯卧位。选第 3 或第 4 腰椎棘突上缘平面外侧(患侧)约 3 横指外做一标记。常规皮肤消毒,1% 普鲁卡因注射液局部麻醉;用 8～10 厘米长针头与皮肤垂直方向刺入,直至触及横突后,将针拔出少许并向内斜 15°～20°,再深入 3～4 厘米,达交感神经节再抽吸,无回血时,将 20 毫升氧气注入,使之扩散后,将 1% 普鲁卡因注射液 15 毫升加地塞米松注射液 10 毫克混合后注入。封闭后少数患者可有轻微头晕、患侧下肢温热、出汗等症状,不需要特殊处理。封闭后卧床休息 30 分钟。一般每周封闭 1 次,3～5 次为 1 个疗程。

(4)注意事项

①严格无菌操作,如用氧气封闭治疗,应在手术室进行,所用氧气应通过 8～10 层无菌纱布过滤。

②封闭药液如使用普鲁卡因,应在术前做过敏试验。

③少数患者在封闭注射后出现头晕、大汗、脸色苍白、脉搏细弱、血压下降、恶心呕吐等反应,给予平卧、吸氧,同时按掐人中、内关、列缺等穴位,肌内注射肾上腺素注射液 1

毫克或地西泮注射液 10 毫克。

④对肿瘤、结核、细菌引起炎症或对麻药过敏者,可改用其他治疗。

117 坐骨神经痛怎样进行穴位注射治疗?

(1)备 20 毫升注射器 1 具和 4～5 号注射针头。

(2)注射部位,根据病情选穴,腰椎间盘突出症及坐骨神经痛,可注射到脊神经根周围。

(3)凡能进行肌内注射的中、西药物,均可根据适应证选用。药液注入量可根据病情、部位、药物浓度而定。穴位及经络阳性反应点,一般每点注射 0.5～2 毫升;压痛点、肌肉起、止点,脊神经根周围及四肢、腰背肌肉丰满处,每点可注射 2～10 毫升。

(4)常用 0.25％～0.5％普鲁卡因注射液,1％利多卡因注射液,5％～10％葡萄糖注射液等进行封闭。

(5)皮肤常规消毒后,针尖快速刺入皮肤,然后缓慢进针至相应深度,待有酸、胀感时,回抽活塞,如无回血即可注入药液。进针中如出现触电样感觉,说明已刺到神经,应将针退出 0.5～1.0 厘米,或改向另一方向进针,避开神经后注射药液。

(6)刺激强度根据病情及耐受程度而定,体壮及疼痛甚者,用中、强刺激,可快速推药。一般体弱者采用轻刺激,推药要缓慢。

(7)针刺深度,取决于病变部位,浅者注射药液少,深者注射药液多。行深部注射时,2/3 药物在深层注射后,1/3 药物退针至肌内注射。注射完毕快速拔针,用干棉球按压注射部位片刻,并休息数分钟。

(8)一般隔日注射 1 次或每周 2 次;若 1 次注射量较多者,也可每周注射 2 次,5～7 次为 1 个疗程。

治疗时注意药物的配伍禁忌、不良反应和变态反应。凡能引起变态反应的药物,必须先做过敏试验,阴性者方可注射。注射时避免损伤神经。对神经有刺激与损害的药物,避免注射于神经干及其周围血管内。初次治疗及年老体弱者,注射部位不宜过多,药量应酌情减少。严格遵守无菌技术操作。

118. 坐骨神经痛神经阻滞疗法有哪些作用?

坐骨神经痛常用的阻滞方法有硬膜外腔阻滞、坐骨神经阻滞等。其作用如下。

(1)阻断痛觉的神经传导通路:局部应用麻醉药及抑制神经细胞膜内外离子流动的药物,阻断了神经纤维内神经冲动的传导,而实现镇痛作用。

(2)阻断疼痛的恶性循环:神经阻滞疗法在阻断了痛觉刺激传导的同时,又缓解了局部的肌肉紧张和痉挛,同时改善了局部的血液循环、供氧和组织代谢,疼痛性疾病的恶性循环由此而解除。

(3)促进血液循环:交感神经纤维及交感神经节阻滞可有效地改善和调节因末梢血液循环不畅而引发的疼痛。

(4)抗炎:神经阻滞疗法,特别是交感神经阻滞,有抗炎作用,并由此产生良好的镇痛效果。有时针对病情,在局部注射麻醉药和糖皮质激素混合注射液，具有更好的抗炎效果。

119. 坐骨神经痛怎样进行骶管神经阻滞治疗？

骶管神经阻滞治疗是硬膜外腔阻滞的一种治疗方法。对根性和干性坐骨神经痛均有效。

（1）操作方法：从尾骨尖沿中线向上方 3～4 厘米处，两骶角连线中点即为穿刺点（骶裂孔），取侧卧位或俯卧位。于两骶角连线中点做皮丘麻醉，将穿刺针垂直刺入皮肤，透过骶尾韧带时有落空感，即说明已刺入骶裂孔。反复抽吸无回血，注入空气无阻力，也无皮肤隆起，证实穿刺针确在骶管腔内，即可将输液管接在针头上，以每分钟 30～40 滴的速度输入药物。整个过程要严格执行无菌操作，消毒要彻底，最好在手术室内进行。治疗后去枕平卧 6 小时，48 小时内禁止洗澡。一般间隔 15 日左右治疗 1 次，3 次为 1 个疗程。

由于骶管有丰富静脉丛，穿刺时应根据具体情况调整穿刺针与皮肤的夹角，切忌用暴力，避免损伤骶管血管丛，以防药物进入血液循环发生中毒症状。由于骶管注射后可能对血液循环有一定影响，故对严重贫血、高血压及心脏代偿功能不全者要慎用。

（2）药物配方：复方丹参注射液 6 毫升，2% 利多卡因注射液 3 毫升，地塞米松注射液 30 毫克，维生素 B_1 注射液 100 毫克，维生素 B_{12} 注射液 500 微克，加兰他敏注射液 5 毫克。将以上药物加入 0.9% 氯化钠溶液 150 毫升内，备用。

120 为什么硬膜外腔神经阻滞可治疗坐骨神经痛？

硬膜外腔神经阻滞是经硬膜外腔穿刺后注入一定浓度的药物，透过极薄的脊神经根部硬膜而阻滞神经根的传导功能。硬膜外腔神经阻滞通过穿刺针，将塑料导管置入硬膜外腔连续注药，使神经阻滞时间延长。由于治疗坐骨神经痛其镇痛效果好，安全可靠，操作方便，近年已被广泛应用于临床镇痛，是一种快速、方便、有效的治疗坐骨神经痛方法之一。

硬膜外腔注入糖皮质激素及麻醉药后，可改变机体反应性，减轻机体对各种损伤性刺激引起的反应，抑制结缔组织增生，减少炎性渗出，抑制神经末梢的兴奋性，阻止局部病变向中枢发出的疼痛信号。同时，还可改善局部的酸中毒，从而起到消炎作用。由于阻断了疼痛的恶性循环，使腰臀肌肉痉挛得到缓解，腰腿痛部位的活动范围增大，为神经根移动创造有利条件，使挤压及粘连得以缓解。注入药液量较大时，可产生液体压力，分离突出髓核与神经之间的粘连，达到液体剥离的作用，解除了神经根的压迫而镇痛。

121 硬膜外腔注射方法、配方、注意事项有哪些？

（1）操作方法：患者取患侧肢体在下的侧卧位，以利于药液向患侧扩散，双手抱膝，头部尽量向胸部屈曲，双膝尽量向腹部屈曲，背部向后弓成弧形，以使棘突间隙增大。

①直入法：常规皮肤消毒后，取病变椎间隙为穿刺点，

用 1％普鲁卡因注射液做皮丘麻醉,硬膜外穿刺针沿上下两个椎体的棘突间隙进针,刺入的位置必须在脊柱的正中矢状线上,穿过黄韧带时可感到阻力突然消失,并出现落空感即到达硬膜外腔。经注入空气无阻力,反复抽吸无回血或液体,证实穿刺针确在硬膜外腔时置入硬膜外导管,即可注入药液。

②旁入法:临床应用较少,仅用于脊柱有其他病变,腰背不能弯曲,或过于肥胖患者。常规消毒皮肤后,选定棘突间隙中点旁开 1 厘米处,做局部麻药浸润。穿刺针与皮肤呈75°,避开棘上韧带,经棘间韧带和黄韧带进入硬膜外间隙,以后操作步骤同直入法。

(2)药物配方

①甲泼尼龙注射液或氢化可的松注射液 3 毫升,加注射用生理盐水 10～15 毫升。

②地塞米松注射液 5 毫克,加 2％利多卡因注射液 5毫升。

③泼尼松龙注射液 3 毫升,加 2％利多卡因注射液 7毫升。

(3)治疗时注意事项

①动作要稳、准,掌握好进针角度,切忌粗暴。

②穿刺针穿过黄韧带时有落空感,拔出针芯时如有清亮液体流出,说明已刺破硬膜外腔,进入蛛网膜下隙。此时要拔出穿刺针,最好在棘突的上一节或下一节重新穿刺,不可在原针眼上穿刺。

③要严格无菌操作,保护好硬膜外导管,以免脱落或折断。

④硬膜外腔注射完后,应去枕平卧 6 小时。

122 坐骨神经痛是否需要手术治疗?

坐骨神经痛经过非手术治疗 6 个月以上,疗效不明显,并经 CT 等检查确为局部骨性压迫严重,视病情可选择手术治疗。

引起坐骨神经痛最常见病因是腰椎间盘突出症、椎管狭窄症和腰骶椎增生性脊柱炎。这些疾病经临床正规、系统有效地治疗,症状多能缓解,但有极少部分腰椎间盘突出的髓核较大,已产生了脊髓和神经根严重受压,如不能及时解除压迫,时间过久,导致局部神经变性、坏死。因此,应及时行椎间盘摘除术。如腰椎结核、椎管内肿瘤、盆腔肿瘤等亦需及时手术,以解除对神经的压迫。对坐骨神经与梨状肌位置关系异常造成的坐骨神经疼痛,可行梨状肌松解术治疗。

对于坐骨神经痛,选择手术治疗要特别慎重,必须经 X 线片、CT 扫描或磁共振成像等检查明确诊断方可考虑手术。

123 治疗坐骨神经痛有哪些秘方?

人们在日常生活中,总结出许多治疗坐骨神经痛的偏方、单方和秘方,并在临床上取得了较好的效果。

(1)土鳖虫单方

组成及用法:土鳖虫 6～10 克,焙干,研细末,用酒送服。

功效主治:活血化瘀。适用于腰、臀、腿痛。

（2）阴石蕨单方

组成及用法:鲜阴石蕨 150～180 克,或干品 90 克,也可加猪脚 1 只,红糖适量,煎服,每日 2 次,每 3 日 1 剂。

功效主治:通经活络。适用于腰、臀、腿肌肉疼痛。

（3）蜈蚣酒

组成及用法:活蜈蚣 3 条或干品 10 克,置白酒 500 毫升中,浸泡 7 日后可饮用。每次 20～30 毫升,每日 2 次。

功效主治:活血散瘀,疏经通络。适用于腰椎间盘突出并有坐骨神经痛者。孕妇禁用。

（4）枫蛇酒

组成及用法:干枫荷梨根 150 克,蕲蛇、乌梢蛇各 100 克,金钱白花蛇 3 条。共置容器中,加白酒 500～1000 毫升,密封 1 个月后饮用。每次饮 30～50 毫升,每日 3 次。

功效主治:祛风湿,通络止痛。适用于腰腿痛。

（5）乌头汤

组成及用法:川乌、草乌、麻黄、甘草各 10 克,白芍、当归、牛膝、木瓜、五加皮、黄芪各 15 克,细辛 3 克。每日 1 剂,水煎分 3 次热服。

功效主治:祛寒除湿,通络止痛。适用于腰腿疼痛。

（6）强筋健骨汤

组成及用法:党参 30 克,茯苓 20 克,白术、怀牛膝各 12 克,半夏、陈皮、延胡索各 10 克,桑寄生、杜仲各 15 克,大枣 5 枚,甘草 6 克。每日 1 剂,水煎分 3 次饭前热服。

功效主治:健脾益肾养肝,理气止痛。适用于中老年人腰腿痛。

（7）荆地细辛汤

组成及用法:荆芥 10 克,生地黄 30 克,天花粉、七叶一枝花各 9 克,牛膝、徐长卿各 12 克,蜈蚣 3 条,细辛 5 克。每日 1 剂,水煎分 3 次热服。

功效主治:散瘀通络,解痉止痛,滋阴养血。适用于腰腿痛。

(8)薏米汤

组成及用法:薏苡仁 90 克,桑寄生、威灵仙各 18 克,牛膝、独活、地龙、当归各 10 克,炙甘草 6 克。每日 1 剂,水煎分 2 次热服,10 日为 1 个疗程。

功效主治:舒筋除痹,活血通络。适用于各类型腰腿痛。

(9)地龙汤

组成及用法:地龙 15 克,桃仁、泽兰各 12 克,当归、苏木、乌药、大茴香、小茴香各 10 克,桂枝 7 克,麻黄 6 克,甘草 9 克。每日 1 剂,水煎分 2 次热服。

功效主治:理气活血止痛。适用于腰臀部疼痛。

随证加减:梨状肌损伤或臀上皮神经损伤者,加牛膝 12 克,白芍 30 克。疼痛甚者,加红花 30 克,独活 10 克,杜仲、桂枝各 12 克。

(10)桃仁承气汤

组成及用法:桃仁 20 克,桂枝、姜黄、威灵仙、骨碎补各 12 克,川芎、大黄、当归尾各 10 克,甘草 5 克。每日 1 剂,水煎分 2 次热服。

功效主治:活血化瘀,通络止痛。适用于急慢性腰腿痛。

(11)土鳖虫泽兰汤

组成及用法:土鳖虫、炙地黄、桑寄生、七叶一枝花各 20 克,牛膝、泽兰、伸筋草、三棱、莪术、杜仲、没药各 12 克,生大

黄 10 克,生甘草 6 克。每日 1 剂,加水 1000 毫升,煎汁 300
毫升,分 2 次热服。

功效主治:活血化瘀,补肾壮腰,祛风通络止痛。适用
于腰腿痛。

(12)归仙胎汤

组成及用法:全当归、威灵仙、走马胎各 30 克。每日 1
剂,水煎分 2 次热服。

功效主治:温经通络,破积滞,祛化止痛。适用于腰
腿痛。

(13)益肾活血汤

组成及用法:当归、狗脊、骨碎补各 20 克,牛膝、杜仲、续
断、益母草各 15 克,桃仁、乳香、没药各 10 克。每日 1 剂,水
煎分 2~3 次热服。

功效主治:补肾活血。适用于腰腿疼痛。

(14)解痉汤

组成及用法:白龙须、紫丹参各 20 克,熟地黄 18 克,钩
藤根、当归尾、伸筋草各 15 克,白芍 35 克,延胡索、川断各
12 克,炙甘草 19 克,生麻黄 3 克,制乳香、没药各 10 克,草
红花 4 克。每日 1 剂,水煎分 2 次热服。

功效主治:理气活血,祛风解痉止痛。适用于腰腿痉挛性
疼痛。

(15)五圣止痛汤

组成及用法:当归 20 克,白术、杜仲(炒断丝)、防风各
12 克,活蜈蚣(炒后捣碎)3 条,黄酒 60 毫升。上药加水 600
毫升,煎至 400 毫升,每日 1 剂,分 2 次服;也可捣成细面,装
入胶囊内,每次 4 粒,用黄酒 40 毫升送下,每日 3 次。

功效主治:祛风止痛,舒筋通络,活血化瘀。适用于腰腿部肌纤维织炎等。

(16)延胡白芍汤

组成及用法:延胡索、白芍各 15 克、小茴香、莪术各 10 克,牵牛子、白术、牛膝各 12 克,陈皮 9 克。每日 1 剂,水煎分 3 次热服。

功效主治:理气,活血化瘀,通络止痛。适用于腰臀、腿扭伤。

124 治疗坐骨神经痛有哪些有效偏方?

(1)舒筋活血汤

组成及用法:当归、丹参、赤芍、桂枝、鸡血藤、伸筋草、续断、刘寄奴、桑寄生、王不留行、延胡索各 15 克,川乌、草乌各 6 克。每日 1 剂,水煎分 2 次热服。

功效主治:活血舒筋,通络止痛。适用于坐骨神经痛经牵引后的恢复期。

(2)复方马钱子散

组成及用法:土鳖虫、川牛膝、乳香、没药、全蝎、僵蚕、苍术、麻黄、甘草各 75 克,生马钱子 600 克为 1 料。将生马钱子置铁锅中加水适量,慢火煮沸 8 小时后取出,剥去外皮,切成 0.5～1 毫米厚的薄片,晾干,再炒至呈棕褐色。乳香、没药置铁锅内,加热,并以灯芯吸去油质,烘干。全部药物混合后研细末过筛,粗渣再次研细过筛。分装成胶囊备用,每粒含散剂 5 克。每次 5～10 粒,每晚睡前用黄酒或温开水送服。药量自 5 粒开始,每晚增加 1 粒,至服药后出现腰痛加重或腰背有紧麻感反应时不再加量,但最多不宜超过1次10粒。服药后应安静卧床休息,当晚不宜多饮开水。连续服药2周为1个疗程,疗程之间休息2～3日。病情完全缓解后,每晚可减服1～2粒,续服2～3周,以巩固疗效。

功效主治:本方适用于根性坐骨神经痛。服药后1小时内出现头晕目眩、脊背发麻或腰背肌群有紧缩感反应,无须处理。如反应较重,腰痛剧烈,可饮白开水500毫升即可。

(3)五虎散

组成及用法:地龙21克,地鳖虫、全蝎、乌梢蛇、蜈蚣各9克。急性发作期用汤剂,每日1剂,早、晚各服1次;恢复期用散剂,即将上药焙干研细末,每日服2次,每次3～4克,用黄酒送服。

功效主治:活血化瘀,舒筋通络。适用于腰椎间盘突出症引起坐骨神经痛。对梨状肌综合征、腰肌劳损、骨质增生症等也有较好的疗效。

(4)核归丸

组成及用法:核桃仁250克,黑芝麻210克,续断、骨碎补各50克,当归、杜仲、菟丝子各60克,木瓜、延胡索各30克,香附15克。除黑芝麻、核桃仁外,余药晒干,研细末,过筛备用。将黑芝麻、核桃仁一起研细,再与药粉一起倒盆内,以炼蜜250克,分数次加入盆内搅拌,反复揉搓团块,制成重7克的药丸。每日2次,每次1丸,黄酒20毫升送服,连服100丸为1个疗程。

功效主治:活血化瘀,消肿止痛。适用于腰椎间盘突出症并发坐骨神经痛。

125 坐骨神经痛有哪些外用中药验方？

对慢性坐骨神经痛患者,首先应用简便易行方法治疗,有些民间中医中药验方对坐骨神经痛效果不错,可以试用。

(1)生附子30克,白酒适量。把生附子研成粉末,加入白酒调成糊状,贴于双侧足心涌泉穴。每日换药1次,10日为1个疗程。适用于根性坐骨神经痛,腰肌劳损,腰酸腰胀。

(2)醋500毫升。将醋倒入盆中,加热水1500毫升,再将毛巾浸上热醋水,热敷小腿肚。适用于两腿酸痛。

(3)草乌12克,生姜50克,食盐、白酒各适量。捣烂如泥,白酒炒热布包裹,敷于坐骨神经痛点处。冷则再炒热后再敷。适用于坐骨神经痛。

(4)丝瓜子仁、白酒各适量。丝瓜子炒焦,以酒热服,每次9克,每日2次,并以渣炒热,敷患处,每日1次,连敷10日为1个疗程。

126 坐骨神经痛怎样进行体针治疗？

患者取舒适体位,并利于取穴与操作,治疗中嘱患者不要移动体位,以防引起滞针、弯针、断针。

(1)操作方法

①选准穴位后局部用75％乙醇消毒。

②根据针刺穴位及治疗需要,选择适当长度及粗细的针灸针,凡针尖倒钩、变钝、生锈、针柄松动者均不能使用。

③进针时针尖应迅速通过皮肤,然后逐渐刺入,待有针

感(酸、麻、胀等)后,按病情施行手法。留针时间一般为15～20分钟。

④出针时,先将针体轻轻捻转向上提起,至皮下后迅速拔出。针眼出血者,用无菌干棉球轻压针眼。查对针数,防止遗留在患者身上。

⑤每日1次,一般10～15次为1个疗程。

(2)注意事项

①熟悉穴位与周围组织的解剖关系,切实掌握针刺深度与方向。

②针刺应避开血管、瘢痕与皮肤破损部位。

③进针手法要轻柔,尤其对初次接受针刺者手法不宜过重,以免发生滞针、晕针、断针,以防止发生意外。

④遇过劳、过饱、大汗和饥饿等情况,暂不进行体针治疗,或休息、进食后再针刺。

127. 坐骨神经痛怎样进行电针治疗?

(1)患者俯卧在治疗床上,取舒适体位。

(2)常规针刺有针感后,即将电针机两条输出线分别接在两根针柄上,如需多穴位治疗,可接数对输出导线。先把电针机各输出旋钮置"0"位,将波型开关拨至所需波挡,调整频率,接通电源,然后缓慢调节输出电位器,至所需电流强度。治疗结束时先将输出电位器缓慢退至"0"位,关闭电源开关,取下导线,拔针。

(3)根据病情选用适当波型与频率,镇静、镇痛、消炎可选用较高频率的密波、疏密波;兴奋神经及加强肌张力可选用较慢频率的疏波、断续波、锯齿波。

（4）电流强度一般由小到大，以患者能耐受为宜。治疗中还可以适当加大电流强度。

（5）治疗时间一般 15～20 分钟，每日 1 次，10～15 次为 1 个疗程。治疗中严格按操作规程进行，以免因突然强电流刺激，引起断针及其他事故。如电流输出量时大时小，时断时续，常因导线接触不良，应暂停使用。

128. 坐骨神经痛怎样用针灸治疗？

传统中医辨证，坐骨神经痛主要分气滞血淤型、寒湿型、肾虚型等证型，根据不同证型采用针灸手法治疗如下。

（1）气滞血瘀型

治则：活血祛瘀，舒筋通络。

处方：肾俞、大肠俞、腰腿部阿是穴、委中。

操作方法：进针得气后，行提插捻转补泻法，腰腿部阿是穴点刺后针灸并用，加陈年绒艾炷、艾条灸，每日 1 次或隔日 1 次，每次 2～3 壮或（10 厘米艾条），10 次为 1 个疗程。

方义：肾俞、大肠俞穴为膀胱经腧穴，结合腰部阿是穴，疏通腰部经气，活血祛瘀。委中为血之郄穴，可有去瘀生新之效。

（2）寒湿型

治则：温经通络，行气除湿。

处方：肾俞、腰阳关、关元俞、大肠俞、委中穴。

操作方法：进针得气后，行提插捻转补泻法，或加陈年绒艾炷、艾条灸上述穴位，每日 1 次，每次 2～3 壮或（10 厘米艾条）。每日1次或隔日1次。10次为1个疗程。

方义:肾俞针灸并用可祛寒除湿;腰阳关为局部取穴,有疏通局部经气,行气止痛的作用;关元俞、大肠俞穴,有祛风散寒,通络止痛之功效;委中为循经取穴,取"腰背委中求"之义,以疏通膀胱经经气。

（3）肾虚型

治则:补肾壮腰。

处方:肾俞、大肠俞、命门、腰眼、志室、太溪穴。

操作方法:进针得气后,行提插捻转补泻法,针灸并用。

方义:腰为肾之府,取肾俞以益肾气;大肠俞通络止痛。命门、腰眼穴针灸并用以温肾益精;志室、太溪穴,有滋补肾阴的作用。

129. 治疗坐骨神经痛的艾灸疗法有哪些?

（1）治疗方法

①艾条温和灸:将艾条的一端点燃,对准应灸的腧穴部位或患肢,距皮肤2～3厘米,进行熏烤,使患者局部有温热而无灼痛为宜,一般每穴位灸5～7分钟,至皮肤红晕为度。

②艾炷灸法

▲直接灸:将艾炷直接放在穴位皮肤上,点燃顶端,燃至患者有灼热感即取下,另换一壮,一般连续灸3～5壮。

▲间接灸:即在艾炷下放姜片、蒜片、附子饼、盐等施灸。其灸法同上。

③温针灸法:毫针留针过程中,将纯净细软的艾绒捏在针尾上,或用艾条插在针柄上点燃施灸。

(2)疗程:艾灸治疗一般每日 1～2 次,10 次为 1 个疗程。常与体针疗法配合使用。

(3)注意事项

①掌握热量,防止烫伤,尤其对局部皮肤感觉减退及昏迷患者更应注意。

②做好防护,以防艾火掉下烧伤皮肤,烧坏被褥。

③艾炷灸容易起疱,应注意观察,如已起疱,不可擦破,任其自然吸收;如水疱过大,用 75% 乙醇消毒后用注射器将疱内液体抽出,外涂 2% 甲紫或 2.5% 碘酒,再用敷料包扎,以防感染。

130 针灸治疗坐骨神经痛常选哪些穴位?

针灸治疗坐骨神经痛,按督脉经、足太阳膀胱经和少阳胆经选穴。常用穴位见图 21,图 22。

(1)悬枢

位置:第 1 腰椎棘突下。

主治:治疗腰脊疼痛、泄泻。

针法:向上斜刺 0.5～1.0 寸。

(2)命门

位置:第 2 腰椎棘突下。

主治:治疗腰脊疼痛、遗精、阳痿、月经不调。

针法:向上斜刺 0.5～1.0 寸。

(3)腰阳关

位置:第 4 腰椎棘突下。

主治:治疗腰骶疼痛、下肢痿痹、阳痿、遗精、月经不调。

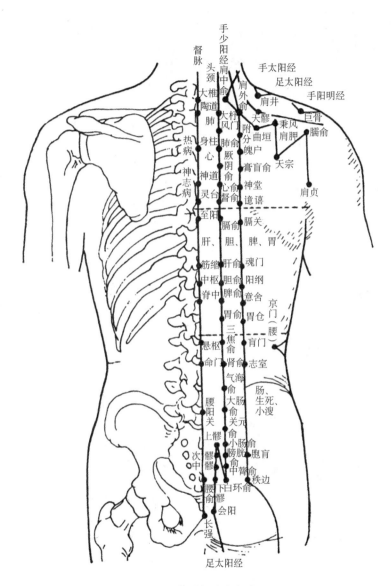

图 21 背腰部腧穴主治

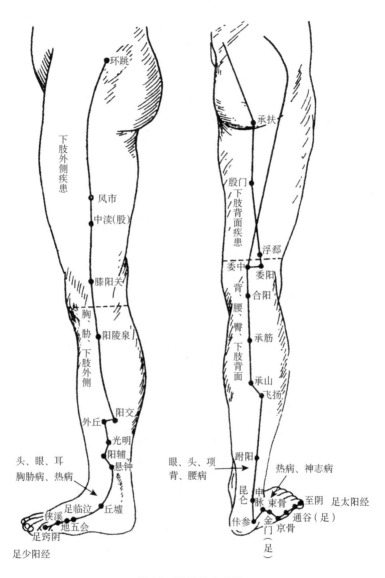

图 22 下肢腧穴主治

针法:向上斜刺 0.5～1.0 寸。

(4)腰俞

位置:骶管裂孔处。

主治:治疗腰脊疼痛、下肢痿痹、月经不调、痔疾、癫痫。

针法:向上斜刺 0.5～1.0 寸。

(5)腰眼

位置:第 4 腰椎棘突下,旁开 3～4 寸的凹陷中。

主治:治疗腰痛、带下、月经不调。

针法:直刺 1.0～1.5 寸。

(6)肾俞

位置:第 2 腰椎棘突下旁开 1.5 寸。

主治:治疗腰痛、水肿、耳鸣、聋、阳痿、遗精、遗尿、月经不调。

针法:直刺 0.5～1.0 寸。

(7)气海俞

位置:第 3 腰椎棘突下旁开 1.5 寸。

主治:治疗腰痛、痛经、肠鸣腹胀、痔瘘。

针法:直刺 0.5～1.0 寸。

(8)上髎

位置:第 1 骶后孔中,约髂后上棘与督脉的中点。

主治:治疗腰痛、阳痿、月经不调。

针法:直刺 1.0～1.5 寸。

(9)次髎

位置:第 2 骶后孔中,约髂后上棘与督脉的中点。

主治:治疗腰痛、下肢痿痹、遗精、月经不调。

针法:直刺 1.0～1.5 寸。

（10）中髎

位置：第 3 骶后孔中，约中膂俞与督脉之间。

主治：治疗腰痛、便秘、带下、月经不调。

针法：直刺 1.0～1.5 寸。

（11）下髎

位置：第 4 骶后孔中，约白环俞与督脉之间。

主治：治疗腰痛、腹痛、带下、小便不利。

针法：直刺 1.0～1.5 寸。

（12）秩边

位置：第 4 骶椎棘突下旁开 3 寸。

主治：治疗腰骶痛、下肢痿痹、小便不利。

针法：直刺 1.5～2.0 寸。

（13）承扶

位置：臀横纹中央。

主治：治疗腰骶臀部疼痛、痔疾。

针法：直刺 1.0～2 寸。

（14）殷门

位置：承扶穴与委中穴连线上，承扶穴下 6 寸。

主治：治疗腰痛、下肢痿痹。

针法：直刺 1.0～2 寸。

（15）委阳

位置：横纹外端，股二头肌肌腱内侧。

主治：治疗腰脊疼痛、腿足挛痛、小便不利。

针法：直刺 1.0～1.5 寸。

（16）委中

位置：横纹中央。

主治:治疗腰痛、下肢痿痹、小便不利、丹毒。

针法:直刺 1.0～1.5 寸,或用三棱针点刺静脉出血。

(17)承山

位置:腓肠肌两肌腹之间凹陷的顶端。

主治:治疗腰腿拘急疼痛、痔疾、便秘、脚气。

针法:直刺 1.0～2 寸。

(18)昆仑

位置:外踝高点与跟腱之间凹陷中。

主治:治疗腰骶疼痛、脚跟肿痛、头痛、项强。

针法:直刺 0.5～0.8 寸。

(19)环跳

位置:股骨大转子高点与骶管裂孔连线的外 1/3 与内 2/3 交界处。

主治:治疗腰痛、下肢痿痹。

针法:直刺 2～3 寸。

(20)风市

位置:大腿外侧正中,横纹水平线上 7 寸。

主治:治疗下肢痿痹、遍身瘙痒、脚气。

针法:直刺 1～2 寸。

(21)阳陵泉

位置:腓骨小头前下方凹陷中。

主治:治疗下肢痿痹、肋痛、呕吐、黄疸。

针法:直刺 1.0～1.5 寸。

(22)悬钟

位置:外踝上 3 寸,腓骨后缘。

主治:治疗下肢痿痹、项强、咽喉肿痛、胸胁胀痛、痔疾。

针法:直刺 1.0～1.5 寸。

131 治疗坐骨神经痛的外用药剂有哪些?

（1）软膏:为半固体制剂,用时直接涂于患处,涂的范围应根据疼痛范围大小,一般涂 5 毫米左右厚,敷料包扎或塑料膜覆盖即可。

①消肿散瘀止痛类:定痛膏、乌龙膏、三色敷料、接骨膏等。

②舒筋活血类:舒筋活络膏、伸筋膏、一枝蒿止痛膏等。

③温经散风寒类:温经通络膏、驱风止痛膏等。

（2）膏药:为固体制剂,经加温烘烤烊化后直接粘贴于患处。

①祛瘀止痛类:祛瘀消肿膏、损伤风湿膏、跌打劳损膏等。

②祛风除湿类:狗皮膏等。

（3）胶布膏药:消炎镇痛膏、麝香追风膏、壮骨止痛膏、伤湿止痛膏等。其功效为活血化瘀、舒筋止痛、祛风除湿。

（4）搽剂:为液体制剂,采用中西药成分配制,直接涂搽患部,如解痉镇痛酊、云南白药喷雾剂、正红花油等。

132 治疗坐骨神经痛的药酒有哪些?

（1）独活参桂附酒

原料与制作:独活、制附子、党参各 50 克,桂枝 20 克。将上药研细,装入瓷瓶中,用 500 毫升白酒浸泡 7 日,备用。

用法:春夏、秋冬季节交替时饮服,每次 10～20 毫升,每日 2 次。

功效:散寒逐湿,温中止痛。适用于腰腿疼痛、四肢厥逆、身体虚弱。

(2)土鳖红花酒

原料与制作:土鳖虫、红花各 50 克,用白酒 500 毫升浸泡;或将土鳖虫、红花混合研为极细粉末,分成 26 包。

用法:每次 10 毫升,每日 2 次,口服;粉末每次 1 包,每日 3 次,用白酒送服。

功效:活血散瘀,消积破坚,疗伤止痛。适用于急慢性腰腿痛。

(3)复方蛇酒

原料与制作:白花蛇、乌梢蛇各 1 条,羊胫骨、独活各 60 克,制附子、肉桂、熟地黄、山茱萸、当归、萆薢、石斛、天麻、细辛、黄芪、肉苁蓉各 40 克,川芎、枳壳各 30 克。将上药切细、研末,装入布袋,置大瓷瓶内,用白酒 3000 毫升浸泡 7 日,备用。

用法:不拘时节,加温饮用,每次 15～30 毫升,每日 2 次。

功效:补肝肾,强筋骨,行血脉,祛风湿。适用于腰腿疼痛、步行艰难。

(4)首乌薏苡仁酒

原料与制作:制何首乌 180 克,薏苡仁 150 克,杜仲、羌活各 100 克。上药研细,装入布袋,用瓷瓶加白酒 1000 毫升浸泡,蜡封瓶口,置阴凉处 15 日,备用。

用法:每次 10～20 毫升,每日 2 次,口服。

功效:益肝,祛风,通络止痛。适用于肾肝虚寒腰腿痛。

(5)痛灵酒

原料与制作:生川乌、生草乌各50克,田三七、马钱子各25克。将川乌、草乌洗净,切片晒干,用蜂蜜250克煎煮;马钱子去毛,用植物油炸;田三七捣碎;原料混合加水煎煮2次,第1次加水1000毫升,浓缩至300毫升,第2次加水1000毫升,浓缩至200毫升,2次药液合并500毫升,加白酒500毫升即成。

用法:每次10毫升,每日3次,口服,10日为1个疗程。

功效:散风活血,舒筋活络。适用于急慢性腰腿痛。

(6)丁公藤酒

原料与制作:丁公藤200克,独活100克。将上药研成细末,置蒸笼蒸半小时,加入50度米酒1000毫升,封口,浸泡15日即可饮用。

用法:每次15~20毫升,每日2次,口服。

功效:祛风除湿。适用于风湿性腰腿痛。

(7)葱杜酒

原料与制作:葱子、杜仲(去粗皮、炙微黄)、牛膝、制附子、防风、肉桂、白术、炒酸枣仁、五加皮各20克,川芎、淫羊藿、石斛、川椒各15克,乌蛇(酒浸去骨、炙微黄)30克,桂枝10克。将上药共研细末,置瓶中,加白酒1500毫升浸泡15日,备用。

用法:每次15~20毫升,每日2次,口服。

功效:温肾、祛风、利湿。适用于肝肾虚腰腿疼痛,延及足跟、腰背拘急,俯仰不利。

133. 饮酒能治疗坐骨神经痛吗？

有些坐骨神经痛患者，通过饮酒来减轻疼痛，这主要是乙醇对神经系统活动的抑制作用。在高级神经系统功能受抑制后，饮酒者自觉有舒服、愉快感。饮用量较大后，还可以进一步抑制中枢神经系统的较低级功能，使患者平静入睡，达到临时镇痛的目的。至于药酒治疗坐骨神经痛，主要是因为酒中溶解有药物的成分，并非单纯乙醇的作用。

有些国家的习俗，如欧美等国家也有用少量的低度酒来缓解腰腿痛；因劳累而腰腿痛的人们用酒来去"乏"，有时也有一定的效果。因此，对饮酒是否能治疗坐骨神经痛的问题，恐怕是"仁者见仁，智者见智"了。把饮酒作为治疗腰腿痛的手段，天天饮酒，就有可能因饮酒多而对肝造成损害。因此，饮酒疗法并不十分可取，一是饮酒过多有害无益；二是治疗坐骨神经痛方法很多，不必单单只靠饮酒，即使有饮酒嗜好，也不宜多饮。

134. 坐骨神经痛怎样进行药物热熨治疗？

药物热熨是将中药研成细末，经锅炒热之后，装入事先准备好的布袋内，扎好袋口，将药袋置于痛点或穴位上，通过热将药性带入局部皮肤、肌肉内，使局部血管扩张，血流增加，起到治疗作用。

（1）药物热熨常用方药

方一：当归尾、香附、独活、红花各 30 克，透骨草 60 克，草乌 15 克,食盐 500 克,陈醋适量。把透骨草、当归尾、香附、独活、红花和草乌共研细末,将药末和食盐一起放锅内炒热,温度 60～70℃时,滴入 3～5 滴陈醋,装入布袋,扎好袋口,置痛点或穴位上,并用棉制品保温。每日 2 次,15 日为 1 个疗程。1 剂药可使用 3～5 日。

方二:草乌 10 克,生姜 6 克,食盐 12 克,白酒 10 毫升。药捣烂研细末,用白酒炒热,急放纱布袋内。置腰、臀及下肢的痛点或穴位上。

方三:独活、续断、胡椒、荆芥、防风、没药各 10 克,川芎 8 克。上药共研细末,分 3 份,备用。治疗时取药末 1 份,加入 75％乙醇和醋(乙醇和醋为 1:2)调成糊状,按治疗部位大小,先将药糊涂在纱布上,厚度约 0.5 厘米,再把药物纱布覆盖在治疗部位,使药糊接触皮肤,然后在其上方放置加热物体,如热水袋、热蜡饼、红外线或白炽灯泡照射及红外电暖器等均可,照射距离根据个人耐受度而定。药物可反复多次使用,每次使用前需用 75％乙醇和醋调和。一般 5～8 次后需更换新药。

(2)药物热熨治疗注意事项

①急性损伤一般在 24 小时后方可做热熨治疗。

②诊断不清楚者,不可做药物热熨治疗,以防病情加重。

③为防止皮肤烫伤,每次做热熨治疗前在治疗部位盖1～2 层干毛巾。

135. 坐骨神经痛怎样进行药包热敷治疗?

药包热敷法是将药物煮热,用布包裹敷于患处或穴位治疗疾病的方法,属热敷法范畴。药力借助温热,透过皮毛、腧穴、经络作用于机体,以祛风除湿,温阳散寒,行气活血,通络止痛,从而达到治疗疾病的目的。

(1)处方:当归、桃树皮、牛膝、乳香、没药、川芎、红花、天南星、杜仲各 10 克,草乌、羌活、独活、桂枝各 6 克。均研细末,装入事先备好的 8 厘米×10 厘米布袋内,分装 4～5 袋,扎紧袋口。

(2)用法

①中药包置入砂锅或铝锅内,加入适量水,以淹盖药包为度,煮沸 10 分钟,即取出药包凉至 40～50℃,以微烫为准。

②患者仰卧在治疗床上,将煮好的药包置于腰部阿是穴及夹脊、环跳、承扶、委中、承山等穴位,或分两组,交替放置,腰部与下肢用毛毯盖好,保温。

③每次 30～40 分钟,每日 1～2 次,15～20 次为 1 个疗程。

(3)注意事项

①药包不能太烫,以防烫伤皮肤,如有烫伤而致水疱时,应给予早期处理,下次该处不能热敷治疗。

②煮中药的水不能倒掉,留至下次煮药包时再用,每剂中药可连续使用 10 次。

136 坐骨神经痛怎样进行药液热敷治疗?

药液热敷法是将药物煎煮后,用毛巾、纱布或大块棉布蘸取药液敷于患处,以治疗疾病的方法,属热敷的一种。具有祛风除湿,通经活络,散结止痛等作用。

(1)处方:当归尾、续断、荆芥、防风、艾叶、干姜、威灵仙、川椒、桑枝、桂枝、红花、乳香、郁金、桃仁各 50 克,川芎、草乌、细辛、三棱各 20 克。

(2)用法

①中药放入铝锅,加水 3000 毫升,煎煮 40 分钟后,保温备用。

②患者俯卧在治疗床上,解开衣裤,操作者将毛巾蘸上煮好的药液,稍拧干(以不滴药水为度),以 4 层毛巾,置于患者的患侧腰部、臀部、大腿、小腿后侧。并用塑料布盖在毛巾外面,再用毛毯保温。约 10 分钟更换热毛巾,以此反复操作至药液凉,还可以加热后再用。

③每次 40～60 分钟,每日 1～2 次,15～20 次为 1 个疗程。

(3)注意事项:药温适宜,防止烫伤。急性损伤 24 小时内不可热敷。

137 坐骨神经痛怎样用中药熏蒸治疗?

中药熏蒸治疗是中医传统治疗方法,是将中药置于锅内进行煮沸后产生热蒸汽将中药成分带入体内,使热助药、药借热式起到治疗作用。其优点为治疗面积大,范围广,起到活血化瘀,除湿祛邪,舒筋通络止痛等功效。

方一:炙当归尾 10 克,炒赤芍 6 克,牡丹皮 6 克,防风 6 克,汉防己 10 克,秦艽 6 克,木瓜 6 克。以上 7 味中药加水煎沸 20～30 分钟,去渣(也可不去渣)备用。熏蒸患处,每日

1～2次。连续熏蒸10日为1疗程。

方二:宣木瓜10克,炒杜仲10克,牛膝10克,秦艽10克,汉防己10克,钩藤6克,生苍术10克,桑树枝(干)10克,白酒50毫升。以上中药加水煎沸20～30分钟,去渣(也可不去渣)备用。熏蒸患处,每日1～2次。连续熏蒸10日为1个疗程。

方三:舒筋草100克,艾叶50克,三棱20克,独活10克,防风、当归各8克,细辛5克。以上中药加水2000毫升,煎沸20～30分钟,可去渣(也可不去渣)。熏蒸患处,每日1～2次。连续熏蒸10日为1个疗程。

138 如何用中药浴治疗坐骨神经痛?

中药浴疗法就是取中草药经煮沸以药汁或中药汤或中药的蒸汽作用于全身或局部,从而起到治疗和预防疾病的目的,是一种较简便易行的方法,也是我国传统中医外治疗法。药浴疗法起源于我国殷商时代,现存最古老的医书《五十二病方》中就有用药浴法治病的记载。在古代一些文学的作品中,常有"香汤沐浴"等词句。就是指在浴水中加入了芳香药品。

药浴疗法的机制是借助浴液的温热和对人体全身或局部皮肤的直接浸泡,使药物进入人体的毛孔,渐渐经浸透产生疗效。也就是疏通腠理,流畅气血,以改善局部营养和全身功能,达到发表散寒、清热燥湿、祛风止痒,行气活血和消肿止痛等目的。

方一:桃叶、桑枝、槐枝、椿枝、柳枝各200克,石菖蒲120

克,姜、葱各 100 克。加水 5000 毫升煎煮沸 30 分钟,可卧或坐在桶(盆)上熏洗患处,每日 1～2 次,10 日为 1 个疗程。

方二:当归、川芎各 50 克,生天南星 20 克,生麻黄 10 克。加水 3000 毫升煎煮沸 30 分钟,可卧或坐在桶(盆)上熏洗患处,每日 1～2 次,10 日为 1 个疗程。

方三:厚朴叶 1000 克。煎水,熏洗。可治疗坐骨神经痛腰腿痛关节屈伸不利手足麻木及周身关节肿胀疼痛等。

139 治疗坐骨神经痛的拔罐方法有哪些? 应注意什么?

拔罐是中国中医学中一个传统治疗方法,已延续甚至流传于民间,对躯干和四肢的疼痛治疗有一定治疗效果。对于坐骨神经痛患者,主要表现为下肢疼痛,用拔罐的方法来治疗有一定效果的。对于广大患者可以根据自身条件,可以到医院针灸科治疗或在家里试用治疗。

(1)方法

①投火法:用乙醇棉球(纸片)燃烧后投入罐内,待火熄灭后随即将罐子扣在病变部位上即可。

②闪火法:用镊子夹住点燃的乙醇棉球,在罐子内壁画一圈,随即抽出棉球,迅速将罐口扣在疼痛部位上即可。

③抽气法:将青霉素空瓶磨去瓶底,打光钝口,紧扣在疼痛部位,再用注射器从橡皮塞内抽出瓶内空气即可吸紧。

④药罐法:用去底的青霉素空瓶装入配制的药液半瓶,紧扣在疼痛部位,再用注射器从橡皮塞内抽出空气,即可使瓶口吸紧。

⑤推罐法:先在治疗的区域涂上一层润滑油(凡士林或

食用油),将罐吸住后,操作者双手扶住罐向上下推动 6～10 次,至皮肤出现青紫色即可。

⑥留针拔罐法:将毫针针柄裹 75% 酒精棉球,刺入穴位留针,棉球点燃后,将火罐罩紧,产生负压即可吸紧。

⑦刺络拔罐法:在病变的部位用乙醇消毒,待乙醇挥发后,用梅花针叩击,待皮肤出现潮红即可拔罐。

拔罐后留罐 10～20 分钟即可取罐。取罐时不可硬拔,以免拉伤皮肤,可用一手指在罐口边缘处往下压,使罐口与皮肤出一小缝,空气进入,罐子便自然落下。

(2)注意事项

①使用乙醇闪火时,棉球上乙醇不可过多,防止吸力太大而造成烧伤。

②白血病、血小板减少性紫癜、出血性及过敏性紫癜症、心力衰竭、妊娠 4 个月以上孕妇、严重的全身性皮肤病、恶病质等患者,均不可拔罐。

③第 2 次拔罐时,要选择未拔过的部位。

140 治疗坐骨神经痛的足底按摩手法有哪些?

现代研究提示,足部有人体各部器官的反射区,能反映相关器官或部位的病变,而按摩刺激这些反射区,则能调节相应患病器官,增强免疫功能。因此,只要适当刺激足部相应的穴位或反射区,对坐骨神经痛的患者就能起到一定的辅助治疗作用。操作时可依据足部反射区图,对肾区、输尿管区、膀胱区、腰椎区、骶椎区、髋关节区和下肢区等各区反复按摩 10 遍,全足按摩 25 分钟,每日治疗 1～2 次。

（1）触摸法：是最常用的一种手法，通过触摸来察觉病变敏感区，再施按摩手法。同时，也能观察患者对手法的心理反应。

（2）揉捏法：是将肌肉及皮肤捏在手中，用双手交替做扭曲活动。

（3）运推法：是一种不扭曲的揉捏法，只在皮肤表层捏。

（4）摩搓法：用掌心或一个手指或几个手指指端摩搓，使皮肤及深层产生移位。

（5）轻扶法：以手掌面或用指尖在表皮滑动。

（6）推压法：用指尖或手掌垂直加压于治疗部位，这是摩搓法的补充手法。

（7）颤动法：是用手掌或指尖不断地重复进行的有节奏的颤动，产生深透的机械性波动传感到体内。

（8）叩击法：其特点是用手指、掌根或掌心捶击反射区，最常用的是以手掌的尺侧缘叩击，施术时手指分开，自然微屈，又称斩剁法。

足底按摩安全简便，易于学习掌握，可自学自用。适用于坐骨神经痛的慢性期治疗，或进行自我保健。全身情况较差或有出血、便血等患者，不宜采用此法治疗。

141. 怎样利用耳穴治疗坐骨神经痛？

耳穴是分布在耳郭上的腧穴。耳穴的分布有一定的规律，一般地说，与头面部位相应的耳穴多分布在耳垂；与上肢相应的耳穴多分布在耳舟；与躯体和下肢相应的耳穴多分布在对耳轮体部和对耳轮上、下脚；与内脏相应的耳穴多集中在耳艇和耳甲腔。临床上治疗坐骨神经痛正是利用耳穴与器官相对应的特点，在腰及下肢反应点处治疗而获效。耳穴的治疗方法很多，如毫针刺法、电针、捏针、压豆法等。压豆法是临床最常用的方法之一，具有安全无痛、连续刺激、不良反应少等优点。特别适用于慢性坐骨神经痛。以耳穴压豆治疗坐骨神经痛的方法为例，具体如下。

（1）选穴：常用耳穴有神门、肾、腰骶椎、髋、坐骨神经、臀、膝、踝、交感、压痛点。每次选用6～8个穴位。可根据病情加减。

（2）消毒：耳穴治疗消毒要严格。即使采用压豆法也要认真消毒，以预防磨破皮肤，引发感染。

（3）压豆：可就地取材，如油菜子（颗粒要饱满）、小米、绿豆、莱菔子、王不留行等，其中以王不留行为最好。将王不留行贴附在小方块胶布中央，然后贴敷于消毒过的耳穴。患者每日可自行按压数次，4～7日更换1次，8～12次为1个疗程。

治疗中应防止胶布潮湿与污染，以免引起感染。如个别患者对胶布过敏，局部出现红色粟粒样丘疹并伴有痒感，可改用脱敏胶布或改用毫针法。

耳郭皮肤有炎性病变、冻疮等时，不宜用耳穴疗法。

142. 小针刀疗法能治疗坐骨神经痛吗？

小针刀疗法是吸取了传统中医疗法和西医手术疗法之长，将两种方法有机结合在一起，对软组织损伤、无菌性炎症和某些骨关节损伤后遗留下的组织粘连疾病进行治疗的一种方法。具有方法简便、痛苦小、见效快、经济等优点。

(1)适应证

①各种软组织粘连引起的四肢、躯干各处的顽固性痛点,外力损伤,累积损伤,病理损伤所引起的粘连,如根性坐骨神经痛,以及由此产生的疼痛。

②滑囊炎:滑囊受急慢性损伤后闭锁,囊内压力增高产生胀痛,胀大的滑囊压迫周围组织产生的疼痛。

③各种腱鞘炎或韧带引起的疼痛尤其是对狭窄性腱鞘炎、腕管综合征、跗管综合征、梨状肌综合征有特效。

④外伤性(非脑源性)肌痉挛、肌紧张。

⑤骨化性肌炎初期(包括肌肉、韧带钙化等)。

⑥慢性肌肉韧带劳损引起的疼痛。

⑦因肌肉,韧带紧张,挛缩而在附着关节周围引起的骨刺,对腕、肘、肩、髋、膝、踝、关节、跟骨处骨刺疗效明显。

(2)禁忌证

①凡一切有发热症状,体内、体外细菌感染性病灶者。

②一切有严重内脏疾病的发作,或者有血液病者。

③施术部位有皮肤感染肌肉坏死者。

④对针刀疗法不了解或有恐惧者。

⑤施术部位有红、肿、灼热,或在深部有脓肿者。

⑥施术部位有重要神经、血管或重要脏器,而施术时无法避开者。

⑦体质极度虚弱或有高血压病的患者,也不宜用小针刀治疗。

(3)注意事项

①由于针刀疗法是在非直视下进行操作治疗,必须严

格熟悉解剖部位,以提高操作的准确性和疗效。特别注意不可损伤较大的神经、血管、脊髓和内脏器官。

②选穴一定要准确,即选择阿是穴作为治疗点的一定要找准痛点的中心进针。进针时要保持垂直(非痛点取穴可以灵活选择进针方式),如偏斜进针易在深部错位偏离病变部位,易损伤正常组织。

③注意无菌操作,特别是做深部治疗时,重要脊柱、关节(如膝、髋、肘、颈等部位)的关节深处切割时尤其要注意。治疗时局部要盖无菌巾或在手术室进行。

④针刀进针法则是进针快,这样可以减轻进针带来的疼痛。在深治疗时,进行铲剥、横剥、纵剥等剥离操作时手法宜轻,不然会加重疼痛,甚至损伤周围组织。在关节处做纵向切剥时,要注意不要损伤或切断韧带、肌腱等组织。

⑤术后对某些创伤不太重的治疗点可以做局部按摩,以促进血液循环和防止术后出血粘连。

⑥术后患者应注意习惯性走路、工作姿势等造成复发;手术解除了局部粘连,但术后创面因缺乏局部运动而造成再次粘连;局部再次遭受风、寒、湿邪的侵袭所致。因此,生活、工作、起居应当特别注意。

⑦防止晕针休克,特别是对体弱和思想紧张的患者,手术过程中随时要了解病情和注意观察和解释工作。

⑧防止针体折断和卷刃,用针前必须认真检查刀具。

143. 怎样用刮痧疗法治疗坐骨神经痛?

刮痧疗法是我国传统医学的宝贵遗产之一,其历史悠久,较早记载这一疗法的是元代医家危亦林在公元 1337 年撰写成的《世医得效方》。描述了刮痧疗法是集针灸、按摩、拔罐、点穴之优势,通过运用特殊工具刺激人体相关经络腧穴,而达到活血化瘀、疏经通络、行气止痛、清热解毒、健脾和胃、强身健体之目的的一种治疗方法,因很多病症通过刮拭过的皮肤表面会出现红色、紫红色,或暗红色的类似"沙"样的斑点,人们逐渐将这种疗法称之"箕刮痧疗法"。数千年来的实践证明,该疗法具有简便安全、方法独特、适应性广、疗效确切等特点,深受广大群众喜爱。现在刮痧疗法作为自然疗法的一种越来越受到世界各国人民的欢迎。

(1)常用操作手法

①患者取舒适体位,充分暴露颈肩等部位,并用温水洗净局部。

②用刮痧板或边缘光滑的汤匙(或调羹、铜币)蘸上刮痧递质(油、凡士林、红花油、液状石蜡或水等)。在需要刮痧的部位单向重复地刮。

③刮痧方向一般是由上而下,或由身体中间刮向两侧,或每次都由内向外,不得来回刮动。每次每处大约需要刮20 遍左右,直到所刮的皮肤出现深红色斑条为止。

④每一部位可刮 2～4 条或 4～6 条"血痕"。按部位不同,"血痕"可刮成直条或弧形不一。

⑤刮痧补泻法,"虚者补之,实者泻之",这是中医治疗的基本法则之一。在治疗坐骨神经痛的刮痧中,也要遵循一定的补泻规则。对于实证,可行用泻法,即刮痧按压力大速度快,刺激时间短。对虚证,则要求采取一定的补法,即刮痧按压力小,速度慢,刺激时间长。

（2）分型治疗坐骨神经痛

①寒湿型坐骨神经痛

治则：祛风除湿，温经通络。

取穴：腰俞、肾俞、悬枢、上髎、中髎、下髎、腰阳关、委中。

操作：患者坐位，清洁皮肤，用刮痧板蘸刮痧油，刮拭上述部位，力度适中，刮至局部皮肤出现瘀血斑点为度，每周2次。

②气滞血瘀型坐骨神经痛

治则：疏经通络，活血止痛。

取穴：肾俞、腰阳关、环跳、承扶、殷门、委中。

操作：患者坐位，清洁局部皮肤，用刮痧板蘸刮痧油，刮拭上述部位。力度适中，用泻法刮痧，即按压力大，速度快，刮至局部皮肤出现潮红为度，每周2次。

③肾虚型坐骨神经痛。

治则：健脾调肝，补益气血。

取穴：腰俞、肾俞、腰夹脊、腰阳关、悬枢、下极俞、下腰眼、秩边、腰阳关、环跳、承扶、殷门、委中。

操作：患者坐位，清洁局部皮肤，用刮痧板蘸刮痧油，刮拭上述部位。力度适中，用补法刮痧，即按压力小，速度慢。刮至局部皮肤出现潮红为度，每周2次。

144. 矿泉浴对坐骨神经痛有什么治疗作用？

矿泉浴是指用矿泉水洗浴来达到治疗疾病的方法。矿泉水具有以下特性。

（1）温度：适宜的温度能使末梢血管扩张，脉搏加快，使大脑皮质的抑制扩散,降低神经系统的兴奋性。

(2)浮力:使人的体重变轻,有利于肢体运动障碍的功能活动。

(3)压力:人体受水压作用,可使四肢血液返回躯干,从而使回心血容量增多,心输出量增加,促进血液循环和代谢加快,有利于病变部位代谢增强。

(4)化学作用:由于有温度、浮力、压力等机械压迫效应,使矿泉水中的无机盐对人体皮肤产生刺激,形成温度效应和化学刺激效应,这些效应的综合作用可达到镇静镇痛,改善血液循环,调节神经系统等综合作用。

坐骨神经痛患者在发病时有不同程度的运动障碍,经过矿泉浴的温度、浮力和水的静压力的作用,运动器官负担减轻,肢体灵活,可达到运动锻炼的综合治疗目的。

矿泉浴一般在按摩、牵引和其他治疗后进行,效果会更好。水温应高于 40℃,每次 20～30 分钟,每日 1～2 次,15～20 次为 1 个疗程。

145 热沙浴对坐骨神经痛有什么治疗作用?

用海滩沙、河滩沙或沙漠沙作为载体,向机体传热而达到治疗作用,称沙浴疗法。沙浴疗法多在海滨疗养地应用,医疗用沙要求为纯粹的海滩沙或河滩沙,不含有黏土与小石块。沙的特性是容易烘热,有较小的比热及导热性,有相当大的吸水性,沙子紧密地贴着体表,因而使热均匀地散出。

热沙的温热作用、机械刺激(沙的重量及锋利的尖角)作用和其他温热疗法作用相同,主要在于增强代谢和排汗作用。治疗坐骨神经痛有舒筋镇痛作用。治疗时可伴有心率、脉搏和呼吸加快,这是由于热的作用结果,一般患者都能耐受。

热沙浴多在下午 1—4 时进行,此时沙的温度最高,可做平卧热沙掩埋,也可做挖坑式,坑深 10～20 厘米,上面掩埋热沙。每次 30～60 分钟,每日 1 次,15～20 次为 1 个疗程。

在海河区,早晚沙温太低,不宜做热沙浴治疗,同时受季节、气候、时间等因素的影响,而沙漠区受上述影响较少,是比较理想的治疗场地。

146. 热泥疗法对坐骨神经痛有什么治疗作用?

热泥疗法是利用海泥、湖泥和矿泉泥等泥类加温后敷于躯体,而达到治疗疾病的目的的一种方法。淤泥由无机盐、泥浆、泥生物(包括微生物在内)所组成,并含有微量放射性物质。

泥疗具有明显的温热作用,在局部温热作用的影响下,温度升高,毛细血管扩张,血液和淋巴循环加快,新陈代谢加速,皮肤及组织的营养得到改善,组织再生功能增强,促进慢性炎症、水肿、粘连、浸润、渗出等病理性产物的消散、吸收,并提高了机体防御能力,从而使组织功能康复。淤泥有良好的可塑性和黏滞性,对组织可产生压迫和摩擦作用,促进血液、淋巴液的回流,而发挥其治疗作用。泥中的各种盐类、微量元素、有机物、胶体物质、气体等被皮肤吸收或附着体表,可作为刺激物亦能起治疗作用。另外,泥中的放射性物质,对机体产生放射性辐射与电离辐射,含抗菌物质时具有抗菌作用。用于治疗坐骨神经痛,具有活血化瘀、镇痛等作用。每次 30～60 分钟,每日 1～2 次,15～20 次为 1 个疗程。

147. 蜡疗对坐骨神经痛有什么治疗作用?

蜡疗是指固体石蜡加温后成为液态石蜡作为导热体,覆盖于疼痛部位,以达到治疗疾病的一种方法。

石蜡是高分子的碳氢化合物,具有热容量大、导热性小的特点,其主要治疗作用是温热效应和机械压迫效应。前者可使局部血管扩张,促进血液循环,有利于消炎、消肿,并有明显的镇痛作用。后者是石蜡与皮肤接触,使热的传导深入而持久。由于人体皮肤对温热的石蜡耐受性较好,在治疗坐骨神经痛时,可采用块蜡热法,将浸融后的块蜡(温度 60℃左右)放在病变部位,盖上油布,用浴巾裹紧。每次 30～45 分钟,每日 1 次,15 次为 1 个疗程。

148. 坐骨神经痛患者怎样做卧床医疗体操?

坐骨神经痛的急性期恢复阶段,需要继续卧床休息,在卧床期间配合医疗体操,能促进早日康复,患者可参照图操练。

第 1 节:握拳屈肘屈踝运动。预备姿势:患者仰卧位,两腿自然伸直,两足间距 20 厘米,两臂置于身体两侧。①两手握拳,同时屈曲两肘和两踝关节。②还原成预备姿势,重复做 15～20 次(图 23)。

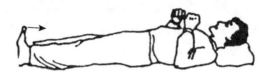

图 23　握拳屈肘屈踝运动

第 2 节:举臂挺腰运动。预备姿势同第 1 节。动作:
①双臂上举(吸气),同时尽量挺腰。②还原成预备姿势(呼
气)。重复做 15～20 次(图 24)。

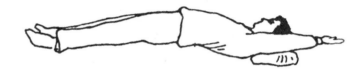

图 24　举臂挺腰运动

第 3 节:交替屈伸腿运动。预备姿势同第 1 节。动作:
①两臂不动,左下肢髋、膝关节同时屈曲 $90°$(吸气)。②还
原成预备姿势(呼气)。两下肢交替进行,各重复 16～20 次
(图 25)。

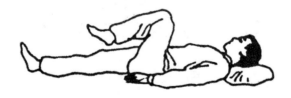

图 25　交替屈伸腿运动

第4节:交替直抬腿运动。预备姿势同第1节。动作:①左腿伸直上抬(尽量抬高)。②还原成预备姿势。左右腿交替,各重复做8~10次(图26)。

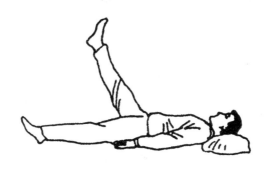

图26 交替直抬腿运动

第5节:转体击拳运动。预备姿势:患者仰卧位,两手握紧拳,屈肘。动作:①双下肢伸直不动,躯干抬起,同时右转,左拳向右前方出击。②还原成预备姿势。对侧动作相同,但方向相反,击右拳。左右各重复做8~10次(图27)。

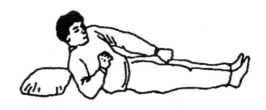

图27 转体击拳运动

第6节:屈腿挺腰运动。预备姿势:患者仰卧位,屈双膝,两手握拳,屈双肘置于身体两侧。动作:①尽量挺胸、抬腹,将躯干抬起越高越好。②还原成预备姿势。重复做18～20次(图28)。

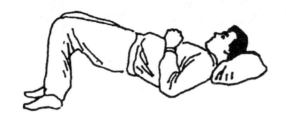

图 28 屈腿挺腰运动

第 7 节:抱膝呼吸运动。预备姿势:患者仰卧位。动作:①两臂侧平举,同时吸气;屈曲左膝,躯干抬起,两手抱膝,同时呼气。②还原成预备姿势。重复对侧同样动作,抱右膝。左右各重复做 8～10 次(图 29)。

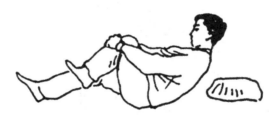

图 29 抱膝呼吸运动

第 8 节:仰头挺胸运动。预备姿势:患者仰卧位,两手握拳,屈肘置于身体两侧。动作:①双下肢固定不动,挺胸,头后仰。②还原成预备姿势。重复做 18～20 次(图 30)。

第 9 节:直腿提髋运动。预备姿势:患者仰卧位,但两足勾起。动作:两膝伸直,利用腰肌力量,左右交替向上提髋,做踏步样运动。重复进行 18～20 次(图 31)。

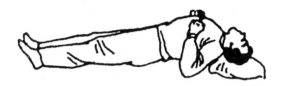

图 30　仰头挺胸运动

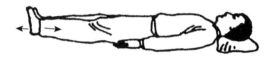

图 31　直腿提髋运动

第 10 节：直腿前屈后伸运动。预备姿势：患者左侧卧位，右手扶床，右腿在上伸直，左腿在下屈曲。动作：①右腿伸直，用力后伸，挺腰仰头。②还原成预备姿势。重复做 8～10 次。再右侧卧位，重复对侧同样运动 8～10 次（图 32）。

第 11 节：单直腿后上抬运动。预备姿势：患者俯卧位，两臂及两腿自然伸直。动作：①左下肢伸直并尽量向后上

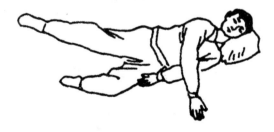

图 32　直腿前屈后伸运动

抬。②还原成预备姿势。对侧同样动作,抬右下肢。左右交替,各重复做 8～10 次(图 33)。

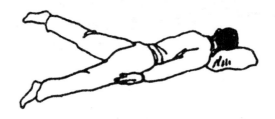

图 33　单直腿后上抬运动

第 12 节:俯卧撑运动。预备姿势:患者俯卧位,两肘屈曲,两手置于胸前按床,两腿自然伸直。动作:①两肘伸直撑起,同时躯干向上抬起,挺胸仰头。②还原成预备姿势。重复做 18～20 次(图 34)。

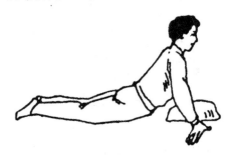

图 34　俯卧撑运动

第 13 节:"船形"运动。预备姿势:患者俯卧位,两臂伸直。动作:①两臂、两下肢伸直并同时用力向后上抬起,同时挺胸抬头。②还原成预备姿势。重复进行 18～20 次(图 35)。

171

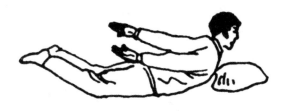

图 35 "船形"运动

第 14 节:伏地挺胸撑起运动。预备姿势:患者臀部后坐,跪撑于床上,两手撑于前方。动作:①屈双臂,上体尽可能俯卧床面并向前移,然后两臂伸直撑起。②还原成预备姿势。重复进行 18~20 次(图 36)。

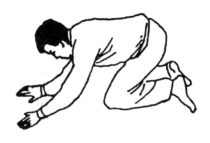

图 36 伏地挺胸撑起运动

做这套医疗体操时应注意:①开始锻炼时,循序渐进,动作到位,待适应后,运动量逐渐增加,直至完成全套动作。②在锻炼初期,可能有轻微疼痛,但不应有剧烈疼痛,运动中应避免用力过猛,力量应均匀。③锻炼要视病情而定,并持之以恒,疼痛时少做,恢复期应多做,才能达到疾病康复及预防的作用。一般每日 2~3 次,每次 30~50分钟。

149 治疗坐骨神经痛的医疗体操有什么特点？

（1）简单易学：治疗坐骨神经痛的医疗体操动作比较简便，易学易记。

（2）不受场地和时间的限制：任何场地均可开展站位（下蹲、起立），或卧位的医疗体操，因此患者无论在工作场所，或在家庭都能开展治疗。

（3）能自我治疗：坐骨神经痛患者由于疾病造成的痛苦或病程迁延反复，往往会产生急躁情绪或灰心丧气，这种情绪对疾病的康复很不利，可运用医疗体操手段进行自我治疗。治疗过程要持之以恒，坚持到底，这不仅增强了患者战胜疾病的信心，而且有利于心理康复。

（4）有其他疗法达不到的疗效：因为坐骨神经痛往往伴随有腰椎间盘突出症和脊柱侧弯现象，医疗体操可纠正这些病理现象。病程较长的患者患侧下肢可出现肌肉萎缩、肌力降低，通过医疗体操可极大限度地改变这种状况。

（5）巩固疗效、防止复发：如上所述，体操可在手术、推拿疗法前后作为一种巩固、加强疗效的手段，以防止复发，提高远期疗效。

（6）预防作用：医疗体操可在很大程度上矫正工作、学习、生活中的腰部不良姿势，是一种预防坐骨神经痛发病的有效手段。

150 医疗体育能促进坐骨神经痛患者的康复吗？

所谓医疗体育,就是利用机体自身各种功能,结合体育活动和自然条件来治疗疾病和创伤,促进机体康复,恢复劳动能力和日常生活能力的医疗活动。医疗体育的最大特点就是患者自身积极主动地参与治疗过程。

(1)医疗体育在坐骨神经痛的急性期主要采用适应性牵拉运动和放松运动为主的体操,来解除腰部肌肉痉挛,改善血液循环,促进炎症消散和防止神经根粘连,待症状缓解后,着重进行增强腰背肌力量和改善腰腿功能的锻炼。而且这种锻炼如能长期进行,就可创造出强有力的"肌肉腰围",以纠正腰部不良姿态,增强腰椎的稳定性,预防坐骨神经痛的复发。

(2)坐骨神经痛大多数由腰椎间盘突出而引起,病程较长,患侧下肢有肌肉萎缩或肌力下降,有腰背肌力量减弱或两侧不平衡的患者,医疗体育在很大程度上可改变这些状况。

(3)医疗体育配合治疗腰椎间盘突出的其他手段,更具有特殊作用。腰椎间盘突出患者可先采用牵引治疗以使椎间隙增大,松解粘连,然后再进行适当的体育锻炼来加强腰部骶棘肌和后纵韧带的力量,进一步创造条件,可逐渐解除压迫症状。

(4)医疗体育对于坐骨神经痛患者的功能锻炼,不仅改善了脊柱侧弯的病理状态,而且也增强了腰背、四肢肌力,加强了抗病能力,同时还可增加其他治疗方法对坐骨神经痛的治疗效果。

151 医疗体操八段锦对坐骨神经痛有什么作用？

八段锦这套功法其特点是简单易学，易练，歌诀好记，男女老幼都可练，也不受场地限制，在室内或室外均可练习，它不但能柔筋健骨，养气壮力，而且还可以行气活血，协调五脏六腑的功能。练此功可作为辨证施功的基本功法之一，如能配合站桩功，体现动静结合，则医疗保健的效果更好。经现代研究认为，这套功法不仅能改善神经、体液调节功能和加强血液循环，对腹腔脏器有柔和的按摩作用，对神经系统、心血管系统、呼吸系统、消化系统及运动器官都有良好的调节作用。能纠正机体异常反应，同时对许多疾病也有康复作用。由于本套功法有以上特点，所以对患有坐骨神经痛患者的康复是很有益的，同时对坐骨神经痛有预防作用。因此，适用于神经系统、高血压、冠心病、心肌供血不足、神经衰弱、消化功能减弱，以及骨关节疾病等都有很好的功能恢复和疾病康复作用。

（1）两手托天理三焦：立正，两足分开同肩宽，两眼平视前方，面带笑容，宁神调息，舌抵上腭，气沉丹田，鼻吸口呼。双手十指交叉于小腹前；随即翻转掌心向下，缓缓由胸前上举两臂，翻掌上托于头顶，目视手背，稍停片刻；松开交叉的双手，自两侧向下画弧，慢慢落于小腹前，稍停片刻。如此反复练 8～10 次。配合呼吸，两手上托时深吸气，放下时呼气（图 37）。

（2）左右开弓似射雕：自然站立，左足向左横跨一步成马步，两膝向内扣紧，两足做下蹬用劲，意如骑在马背；两臂

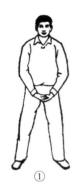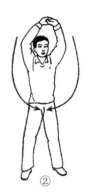

图 37　两手托天理三焦

下垂,手握空拳于髋部;随后两手向胸前抬起与乳部相平,
左手在内,右手在外,叠于胸前。右臂弯曲为"弓手",手指
做箭式,即示、中二指并拢伸直,余三指屈曲捏拢快速指向
右前方,头顺势转向右侧,双目通过右手示指凝视右前方,
左手同时半握拳,缓慢而有力地拉向左胸外侧,意如弓箭待
机而发。稍停片刻,将两腿伸直,顺势两手向下画弧,收回
于胸前,再向上画弧,经两侧缓缓下落于两髋外侧,同时收
回左腿还原为站式。再换右足向右,如此左右调换。拉弓
时吸气,复原时呼气(图38),反复做 8~10 次。

　　(3)调理脾胃须单举:站立,两腿与肩同宽,两臂平于胸
前,手心向上,指尖相对。左手向上高举过头,指尖向右,掌
心向上,同时右手用力下按．掌心向下,指尖向前并吸气。
两臂弯曲,左手背贴于头顶,右臂屈于肋侧,呼气。右手向
上高举过头,再吸气,掌心向上,指尖向左,同时左手用力下
按,掌心向下,指尖向前。左右手相反,姿势动作相同,还原
直立。如此左右调换 8~10 次(图39)。

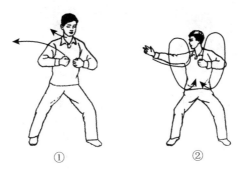

图 38　左右开弓似射雕

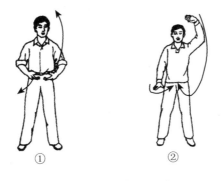

图 39　调理脾胃须单举

　　(4)五劳七伤往后瞧：自然站式，先将左手劳宫穴贴在下腹丹田处，右手贴在左手背上（女性相反）配合吸气，挺胸收腹，上体不动。随呼气转头向右后方看去，设想看到右足心，并以意引气右足心，稍停片刻。再配合吸气将头转向正面，并以意引气自足心经大腿后面到尾间、命门穴。如此左右调换，反复 8～10 次（图 40）。

　　(5)摇头摆尾去心火：自然站立，左脚向左侧横开一大

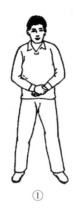 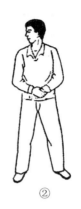

①　　　　　　　　　②

图 40　五劳七伤往后瞧

步,屈膝下蹲成马步,上体正直,两眼平视,两手按膝上部,
手指向内,向臂肘处撑劲,以意领气由丹田至足心,意守涌
泉穴,随后以腰为轴,躯干摇转至左前方,头与左膝呈一垂
线,臀绷直,右臂弯曲,以助摇摆,稍停片刻,即向后方向摇
摆,反复 8～10 次(图 41)。

(6)两手攀足固肾腰:自然站立,膝盖挺直,两手叉腰,
四指向后托肾俞穴,先向后仰,然后上体前俯,两手顺势从

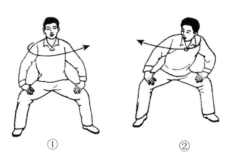

①　　　　　　　　　②

图 41　摇头摆尾去心火

腰部平掌下按,沿膀胱经下至足跟,手向前攀足尖,意守涌泉穴。稍停片刻后直腰,手提至腰两侧,意引气至腰,意守命门穴,两手叉在腰上,如此反复 8～10 次(图 3-42)。

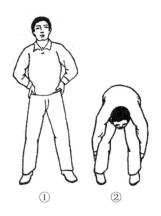

①　　　　　②

图 42　两手攀足固肾腰

(7)攒拳怒目增气力:自然站立,左足横出一大步,屈膝下蹲成马步,两手屈肘提至腰间,半握拳,拳心向上意守丹田或命门,两臂环抱如半月状,两拳相对,距三拳许,随即将左拳向左前方击出,顺势头稍向左转,随拳凝视远方,瞪目虎视。右拳同时往后拉,使左臂与右臂争力;稍停片刻,两拳同时收回原位,松开虚拳,向上画弧经两侧缓缓下落,收回左脚还原站式。如此左右交替,反复 8～10 次(图 43)。

(8)背后七颠诸病消:自然站立,挺胸收腹,两腿伸直并拢,两臂自然下垂,肘臂稍做外撑,意守丹田,随即平掌下按,顺势提起足跟,配合吸气,稍停后随呼气将足跟下落着地,身体放松,手掌下垂,提足时头向顶,落地时身体稍有振动感。如此反复 8～10 次(图 44)。

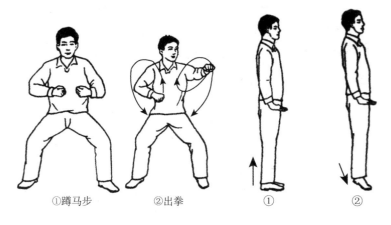

①蹲马步　　　　②出拳　　　　　①　　　　　②

图 43　攒拳怒目增气力　　　　图 44　背后七颠诸病消

152. 坐骨神经痛患者进行体育疗法应注意什么？

（1）持之以恒：坐骨神经痛多为慢性病，其功能康复非朝夕之功，因此必须引导患者建立必胜信心，坚持不懈。

（2）循序渐进：运动量由小到大，速度由慢到快，不可急于求成。锻炼的动作也应由简到难，功能逐渐到位，使身体逐步适应，在锻炼中不断提高疗效。

（3）注意安全：①运动量不宜太大，掌握在患者能够接受的范围内；②不可施以暴力，避免肌肉、韧带、关节囊等软组织的撕裂伤；③在使用体疗器械时要规范操作，不可在不了解机械性能情况下盲目操作。

（4）及时调整运动量：患者有疲乏不适感或病情变化，睡眠不好及饮食下降等情况，应及时减少运动量或变换运动项目。

153. 治疗腰椎管狭窄症有哪些非手术疗法？有什么作用？

非手术治疗适用于轻度腰椎管狭窄，症状较轻，对生活、工作影响不大者。非手术治疗可以减轻神经根水肿压迫症状，减缓坐骨神经疼痛及病情的发展。

（1）卧床休息：可改善局部静脉回流，使无菌性炎症反应消退，椎管内压力降低，加上腰背肌肉放松，一般卧床 2 周以上主观症状即会减轻。

（2）骨盆牵引：可拉开腰椎小关节间隙和椎间距离，以缓解受压的神经，减轻充血、水肿，缓解临床症状。

（3）腰背肌锻炼：脊柱不稳定因素与腰背肌力及骨质疏松程度有关。腰背肌锻炼的目的在于加强腰椎的稳定性，同时加强腹肌的平衡性。因此，加强躯干肌肉的锻炼，有助于减缓脊柱退行性变的速度。

（4）推拿按摩、针灸与理疗：推拿按摩可加快血液循环，减轻肌肉痉挛，但手法一定要轻柔。针灸可以帮助疏通经络、舒筋止痛。理疗可以消除局部炎症，解除肌肉痉挛，缓解症状。

（5）药物治疗：临床上常用的有吲哚美辛、吡罗昔康（炎痛喜康）、布洛芬、扶他林等，可暂时缓解疼痛症状。有些中药也有一定的效果，中药汤剂可随证加减；活血化瘀中成药，如活血通脉胶囊、小活络丸、大活络丸、云南白药、七厘散、三七片（粉），以及中药外用等，均可减轻临床症状。

（6）腰围或支具保护：使用腰围目的在于帮助加强脊柱

的稳定性,对椎体滑脱继发性椎管狭窄等效果较好,使用后症状能迅速改善,但不宜长期使用,长期依赖支具可促使腰部肌肉萎缩。

154. 治疗腰椎间盘突出症有哪些非手术疗法?

腰椎间盘突出症非手术疗法很多,且具有简便易行、安全、疗效肯定的特点。腰椎间盘突出症除少数需手术治疗外,大部分可经非手术疗法取得很好疗效。

(1)绝对卧床休息:卧硬板床,允许在床上翻身,一般卧床 2~3 周。本法可使肌肉、韧带、关节囊松弛,椎间隙开大;卧床休息时椎间盘内压力最低,使局部充血、水肿减轻;消除神经根水肿,防止神经纤维粘连,改善症状。

(2)牵引治疗:牵引治疗椎间盘突出症,可减低椎间盘内压力,髓核水肿得以吸收,缓解对神经根的压迫,改善局部血液循环,减轻症状。牵引的种类很多,常用的方法为骨盆牵引。

(3)推拿疗法:中医学认为,推拿手法具有活血化瘀、舒筋活络、正骨理筋、解痉镇痛的作用。手法治疗可松解神经根周围粘连,纠正关节紊乱,对整复椎间盘突出症有着重要作用。

(4)封闭疗法:可阻断疼痛的传导通路,解除肌肉和血管痉挛,改善局部血液循环,抗炎、化瘀、松解粘连等。

(5)直流电中药离子导入:能活血化瘀,温经通络,祛风除湿。

(6)中医中药治疗:服用调理气血,舒筋活络,祛风活血的中药方剂等。

（7）针灸疗法：一般循足太阳膀胱经取穴和局部取穴。针灸疗法具有疏通经络、消炎止痛、补肾、行气活血作用。

（8）矿泉浴疗法：矿泉浴治疗作用为机械压力效应、温度效应和化学刺激效应，以及水的浮力、动静水压及矿泉水中丰富的微量元素和微量离子综合作用，达到镇静止痛、改善血液循环等作用。

（9）髓核化学溶解疗法：把木瓜凝乳蛋白酶和胶原酶注入椎间盘内，将髓核突出物酶解吸收。此法在我国尚未普及。

在腰椎间盘突出症非手术疗法中，近年一些学者认为，牵引加推拿，中药离子导入加针灸和骶管封闭疗效最为肯定。三维牵引又称多方位牵引，是近几年来治疗腰椎间盘突出症较好的疗法。

155 隐性脊柱裂怎样治疗？

患有隐性脊柱裂而无症状，故无须治疗。但应加强腰背肌和腹肌锻炼，以增强腰部的稳定性能和前后的平衡性，减少或延缓腰肌劳损的发生。工作上要注意，不能过量负重，工作姿势要端正。中医学认为，"寒从脚下起"，所以要预防风寒、潮湿入侵机体，下腰部要注意保暖，每晚睡前用热水泡脚。对已发生腰部劳损，引起下腰部和腿疼痛者，则按腰肌劳损处理。每日用手指压腰阳关穴或腰骶棘突间，按摩 5～10 分钟，以强腰祛痛。再用轻手法按揉两侧骶棘肌，以增强骶棘肌张力，还可配用腰围护腰。同时，还可外用药物,局部保温等。对伴有下肢神经放射性疼痛者,可服用中药,外用中药及配用针灸、热疗等。症状严重且经非手术治疗无效者,可考虑手术治疗,包括椎板切除、瘢痕切除、神经松解、纤维粘连带切断手术等。

156. 腰椎骶化和骶椎腰化有哪些治疗方法?

正常情况下,腰椎骶化或骶椎腰化若两侧对称,临床不会出现任何症状,也不需要治疗。但由于腰椎骶化时,腰椎仅有一侧横突肥大与骶骨和髂骨形成融合,而对侧横突未与骶骨和髂骨融合,可导致腰骶部两侧软组织活动度的不均衡,易引起腰部劳损和腰腿痛;骶椎腰化时腰椎数目增加,腰$_5$至骶$_1$的椎间盘活动度也上移,使腰$_4$至腰$_5$的椎间盘成为活动过多的椎间盘,可使腰椎稳定性减弱。双侧不对称的腰椎骶化可使腰椎两侧负重不平衡,造成该处椎间盘的退变及椎间盘突出,压迫腰骶神经根。此外,移行脊椎周围软组织的充血、水肿、增生等无菌性炎症反应也可使神经根及其分支受压或受刺激,从而反射性产生坐骨神经痛症状。主要是对症处理,如中医中药、中药热敷、推拿、针灸、理疗、矿泉泥、矿泉浴、痛点封闭等。经以上治疗,症状均能减轻,但常易复发,所以预防特别重要。主要是加强腰背肌锻炼,增强肌力,同时要注意腰部保温,间断使用腰围也是预防的好办法。

157. 腰椎间盘髓核突出如何治疗？

在手法治疗腰椎间盘突出症问题上，人们最关心的是髓核能否还纳。有关资料显示，很难在影像学的科学根据中找到还纳的答案。

在腰椎间盘膨出早期，周围纤维环没有破裂，髓核周围无足够的纤维组织固定时，通过对抗牵引、手法外治及扳法等调整脊柱结构，减小椎间隙内压，增宽椎间隙，促使髓核向原位方向移动。在纤维环破裂后，发生椎间盘突出或脱出，再想通过牵引推拿，无论是俯卧位扳提法，还是坐位旋扳，均无法使髓核还纳。临床上虽不能将椎间盘突出复位，但通过推拿整复及牵引治疗，可充分松解神经根周围粘连，促进局部血液循环，以减轻对神经根的刺激，并改变突出物与神经根的位置关系，同时对椎管外肌痉挛也有松解作用，可改善临床症状。

158. 腰椎骨折怎样进行现场急救？

腰椎骨折主要是突发性暴力外伤所致，此时患者多很痛苦，甚至昏迷，在现场的急救主要是维持生命体征正常，同时还要注意致命伤，如患者不能动时，首先应及时通知120急救中心，其次准备担架，担架面要硬板，或是患者俯卧在担架上，不得是软板，因软板易使骨折端刺伤局部脊髓神经；其三是保持呼吸道通畅；其四是要固定，紧急转送等。

（1）腰椎骨折后及时明确有无休克及脊髓神经损伤是

急救的关键。休克可危及生命,脊髓损伤可致残疾,必须就地仔细检查。对有腰椎骨折者,在运往医院过程中避免二次损伤加重脊神经损伤。

（2）就地迅速检查,判定有无合并颅脑、骨盆、胸腹的损伤,以免延误抢救而危及生命。

（3）一旦考虑有腰椎骨折,应合理制动,将患者平托至硬质担架上,通常采用伸直平卧位。

（4）无其他脏器损伤,患者因骨折产生剧烈疼痛,可适当选用镇痛药。

（5）患者病情平稳状态下,立即转送专科医院诊治。

159. 腰肌劳损怎样治疗?

腰肌劳损是一种慢性疾病,时间相对长,病情时好时坏,因此主要针对病情进行综合性治疗。平时主要是预防为主,在急性发作期适当卧床休息,积极对症治疗,减轻疼痛,缓解症状的目的,多以中西医结合治疗为主,适当运动锻炼。

（1）手法治疗:选用点、擦、推、摩、弹、理、顺、斜扳等手法治疗,推拿面积要大,从上背到腰臀部,以达到舒筋活血,解痉止痛的目的。每日1次,10次为1个疗程。

（2）针灸疗法:主要是改善血液循环,消除疼痛,缓解肌痉挛。取阿是穴、肾俞、腰阳关、委中穴,分两组交替选用,每日1次,留针20分钟,10次为1个疗程。

（3）穴位注射疗法:取活血化瘀中药注射用制剂,以达到解除腰部肌肉痉挛,缓解疼痛等作用。当归注射液10毫升,行一侧或两侧腰部阿是穴注射,每周 2 次,6 次为 1 个疗程。

(4)理疗:红外线或微波,通过热传导作用于肌肉,缓解腰肌痉挛,减轻疼痛。每日 1 次,每次 15～20 分钟,10～15次为 1 个疗程。

(5)中药治疗:以舒筋活血,祛风散寒,扶正除痹为主方。常用独活寄生汤:独活、秦艽、白芍各 10 克,桑寄生 30克,当归、党参各 12 克,茯苓 13 克,防风、川芎、牛膝、桂枝各6 克,干地黄、杜仲各 15 克,细辛、甘草各 3 克。

(6)游泳:对治疗腰肌劳损,缓解腰部疼痛有着很好的作用,每个动作都可以锻炼肌肉,增强腰部力量。

(7)其他:腰肌劳损患者最好睡硬板床。

160. 梨状肌损伤怎样手法复位治疗?

坐骨神经由盆腔出来就进入梨状肌,出了梨状肌后从臀部后面往下走行在大腿后侧。临床上坐骨神经痛与梨状肌有密切关系。如梨状肌腱有损伤,必然引起坐骨神经痛。

(1)手法一

①操作:患者俯卧位,两下肢伸直,外展、外旋,两上肢后伸,肌肉放松。

急性梨状肌损伤:术者顺患侧梨状肌外表面投影,用一手拇指按压触摸梨状肌肌腹情况,其拇指拨动方向与梨状肌纤维方向呈垂直。拇指首先深压皮肤,通过皮肤、皮下组织和臀大肌来觉察梨状肌肌腹情况,必要时拇指将指下皮肤、皮下组织和臀大肌一起拨动(拇指不能只在皮肤上揉擦），间接体会梨状肌损伤情况，仔细检查多可触及束状的梨状肌纤维隆起，或弥散性梨状肌肿胀，压痛十分明显，再触清原位的沟痕，一拇指顺肌纤维方向上牵，另一拇指将其按压原位或松解、舒顺肌纤维。指下已感到肌束平复，用单拇指腹深压该病变部位不动，取镇定手法约 10 秒钟，可解痉镇痛。之后，再行患侧下肢的双手对拢抖动即毕。

慢性梨状肌损伤：指触梨状肌成束状变硬、坚韧、弹性减低者施理筋分筋和弹拨手法（顺肌肉纤维垂直方向，左右分拨，再沿纤维方向顺压），使变硬肌束松解，粘连分离，恢复原先舒缩功能。

②手法治疗要领：患者体位要正确（使臀大肌、梨状肌松弛），术者检查部位要准确（按表面投影）；重视梨状肌损伤部应微细解剖位置的变化；施理筋、分筋手法时要深压，指拨舒顺再镇定。

③注意事项：慢性损伤以分筋为主，辅以理筋、镇定手法。急性损伤以理筋为主，辅以镇定手法。弹拨肌纤维只1～3 次且忌揉擦。用力大小根据病情酌定。遇到下列情况，可疑为解剖变异，不是适应证。

▲ 无明显外伤史，一侧臀部伴有小腿胀、麻、痛为主。

▲ 梨状肌紧张试验（阳性）。

▲ 直腿抬高试验 60°以前受限，60°后疼痛减轻或消失，抬举不受限。

▲ 双拇指触摸梨状肌无明显肿胀，而在表面投影线上1/3 与 2/3 交界处压痛明显，同时小腿伴有胀麻感觉。

（2）手法二：除用点压捋顺、回旋顿拉等手法外，尚可用俯卧斜扳法松解该肌。

①操作:患者俯卧位或趴于床边,腹垫软枕。术者一手拇指按压患肢股骨大转子上端梨状肌抵止腱处,余4指放在臀上外侧;另一手向后上方提起健肢膝上部使髋过伸,先缓后速地用力朝患侧斜扳,常可闻弹响声,然后用掌根按揉伤处片刻。

②注意事项:上述手法交替运用可增强疗效,患肢功能恢复正常而臀痛不减者。可行伤部药物注射,手法无效的病例可行梨状肌松解术。治疗期间或治疗后要注意腰腿保暖。

(3)手法三

①操作:患者俯卧床上,全身肌肉放松。术者立于患侧,用双手拇指或右肘尖按压在相当于梨状肌腹的皮表上,用分筋法上下拨动梨状肌,以分离粘连。然后用镇定手法,按压不动,以解除痉挛,疏理肌纤维,促进血液循环。每个手法可做1~2分钟,整个手法操作20~30分钟。隔日1次,5次为1个疗程。轻者1个疗程可愈,重者亦可延长。

②注意事项:切忌使用暴力手法,以防加重伤势。治疗期间要注意腰腿保暖。

(4)手法四

①操作

▲按压、弹拨法:患者俯卧位,全身肌肉放松。术者立于患侧,用双手拇指或右肘尖按压在相当于梨状肌腹的皮表上,用分筋法上下(垂直)拨动梨状肌。

▲捏拿、提弹法:患者俯卧位,患侧膝关节前面置一棉垫,使髋关节轻度后伸,健侧下肢伸直,术者立于其患侧。一手拇指指腹和示指的第二节指骨侧面沿梨状肌的体表投

影部位,自上而下轻快反复地捏拿,提弹患侧梨状肌,直至股骨大转子附近。

▲揉压、弹拨阿是穴:患者俯卧位,一手拇指或肘尖揉压、弹拨患侧梨状肌体表投影部位上,能触摸到痉挛的肌性条索状硬结,并压痛较明显。然后以一手拇指或肘尖轻快反复地揉压、弹拨患侧环跳、秩边、殷扶等穴。

▲髋关节外展、后伸法:患者俯卧位,两下肢伸直,术者立于其患侧。一手置于其腰骶部以固定骨盆不动,另一手置于患侧膝关节的前面。将该下肢慢慢抬起,幅度由小到大地反复进行患侧髋关节的外展、后伸运动。在髋关节外展后伸运动的同时,术者可趁其不备,突然用巧力使髋关节过度后伸和外展一次。然后一手或两手多指从臀横纹附近起,自上而下轻快反复地揉拿,提弹患侧大腿后面的腘绳肌,直至腘窝附近。最后再以一手拇指反复揉压患侧承扶穴。

▲顺势屈髋法:体位和手法与髋关节扭伤相同。然后以一手或两手多指从髂前下棘附近起,向下轻快反复地捏拿,提弹患侧大腿前面的股四头肌,直至髌骨上缘的腱合部。最后以一手拇指反复按放患侧气冲穴和揉压、弹拨患侧阳陵泉等穴。

②注意事项:上述手法应根据病情选择使用,但必须刚柔相济,深透达里。每日1次,每次25～35分钟,10～15次为1个疗程。术后可行热水浸浴或中草药在局部湿热敷。症状严重者,还应平卧硬板床休息。治疗期间要注意腰腿保暖。

(5)手法五

①操作

▲患者取俯卧位,全身肌肉放松,术者在臀部用掌根按揉法或㨰法。手法刺激不需很大,其目的是要使臀部肌肉能放松。

▲继以上体位,放松臀部肌肉后,在臀部梨状肌体表投影区施点、按法和与梨状肌呈垂直方向的弹拨法。此法可缓解梨状肌痉挛,是治疗中的重点。此法在应用时,常可因臀部肌肉紧张而手法完成不理想。这时可用屈膝外旋髋的方法来弥补,使手法能顺利完成。还可在梨状肌弹拨的同时,可配合做髋内旋的被动运动,以提高治疗效果。

▲在臀部梨状肌体表投影区沿梨状肌方向用擦法,以热为度。对疼痛症状较重的病员,可局部加以热敷。

②注意事项

▲急性损伤时,宜卧床休息为主,局部注意保暖。

▲在推拿治疗时,不能因位置较深而使用暴力蛮干。

▲治疗期间和治疗后要注意腰腿保暖。

(6)手法六

①术者以右腋下夹持患肢足踝上部,向下牵引半分钟,然后以右手持挡足踝上部,左手挡腘窝部,伸屈髋、膝关节2～3次。伸屈时,要嘱患者用力蹬空。

②患者侧卧位。在梨状肌肌腹上隆起条索状处分为3点。在每点上,两手拇指横放于条索上,稍用力对挤,起手时向上向外旋转。

③患者腱侧膝盖关节呈屈曲位,患侧下肢放于伸直位。术者屈曲右肘,右手握住左上臂作为支撑力,左手向后牵拉髂前上棘,术者将屈曲的右肘鹰嘴尖端放于患者股骨大粗

隆尖端上部,用力按压半分钟。然后,术者右肘仍以原式,将右肘后侧鹰嘴尖端放于环跳穴,用力按压半分钟。

④患者仰卧位,术者按压足三里、风市、冲门穴。然后伸屈膝关节 2~3 次。伸屈时,要嘱患者用力蹬空。

(7)手法七

①患者俯卧位,术者先以按揉、弹拨手法放松其臀部肌肉,再令患者仰卧位,术者一手握踝,一手扶膝,在屈膝屈髋内旋位按压髋关节,以牵拉梨状肌。

②患者俯卧位,术者站于其旁,双手掌推腰骶部与下肢,自上而下推 10 次,双手根揉腰部、骶部及臀部,腰部和骶部的骶棘肌和下肢大腿的后侧做揉法;用拇指或肘尖按摩骶椎旁点环跳穴和承扶穴,时间约 8 分钟。

③患者侧卧位,术者立于其后,用手根推髋部和下肢 10 次;双手掌根揉髋部,双手拿大腿,反复操作;用拇指或肘尖拨髋部和下肢大腿的足少阳胆经路线,反复施术;术者立于患者的前方,一手扶膝关节,另一手扶拿踝关节,双手同时做髋、膝关节屈伸运动约 10 次。此病施术时间共需 10 分钟。

注意保暖,防止潮湿受凉、两周内避免负重,可用理疗配合治疗。

(8)手法八

①操作

▲ 放松患侧臀大肌:患者俯卧位,术者用轻柔的滚、按、揉等手法在臀部沿臀大肌肌纤维的方向治疗,配合小幅度的下肢后伸被动活动,使臀大肌的痉挛逐渐松弛。

▲ 舒筋通络:在臀大肌痉挛缓解的情况下,用深沉而缓

和的擦、按、揉等手法在臀部梨状肌体表投影区沿梨状肌的方向治疗,配合下肢较大幅度的后伸、外展活动,使深层的梨状肌逐渐松弛。然后在压痛点用深沉而又缓慢的弹拨法,与梨状肌成垂直方向治疗。

▲ 活血化瘀:在臀部梨状肌体表投影区沿梨状肌方向用擦法治疗,以透热为度。最后可加热敷,但温度不宜过高。

②注意事项

▲ 梨状肌位置较深,治疗时不能因位置深而用暴力。

▲ 在急性损伤时,宜卧床休息 1～2 周。下肢、局部注意保暖。

▲ 急性损伤时,局部不宜做深度针刺。

161 怎样用手法加穴位治疗梨状肌损伤?

(1)手法一

①松筋:患者取俯卧位。用拇指推法沿患臀的髂嵴,向后、向下经髂后上棘、髂后下棘、骶骨后外倒反复推拿,以放松臀大肌及臀中肌。手法由浅渐深,患者有酸胀感。最后用掌根揉臀部。

②理筋:体位同上。用拇指指面沿梨状肌的表面投影位置,透过臀大肌由内向外下捋顺梨状肌肌腹,边捋边按。压痛明显处稍按紧片刻后再下捋按,重复 4～5 遍。急性损伤者用此手法,慢性病例理筋手法在弹拨后进行。

③拨络:拇指指尖在梨状肌表面投影部位垂直深按,透过臀大肌指尖触及梨状肌肌腹后,沿外上至内下方来回拨动。边拨动边将指头沿梨状肌肌腹移动,以使全部肌腹拨

络一遍。然后侧重在压痛明显的局部,再拨络 2~3 遍。拨络时患者有明显的酸痛或窜痛感。

④取穴:取穴体位同上。取居髎、上髎、中髎、次髎、下髎、委中等穴,每次选取 2~3 穴。每穴指按或指掐 1 分钟左右。

⑤摇髋:仰卧位。在急性损伤急性期,摇髋的幅度要小,作为放松性的活动。对慢性病例侧幅度要大,特别在摇至髋内收、内旋位时,术者扶膝的前臂用劲压在患者大腿外侧,以加大髋的内收、内旋幅度,使梨状肌受到治疗。

此拨络手法适用于慢性梨状肌病例,对急性损伤期禁用。治疗后注意腰腿要保暖,适当休息。

(2)手法二

①梨状肌按揉法:患者俯卧于推拿治疗硬板床上,暴露臀部。术者立于患者的患侧,两手重叠,用手掌根按揉梨状肌,反复按揉 3~5 分钟。

②两下肢交叉按揉法:患者俯卧位,以右侧下肢为例。右侧患肢置于左腿上部呈交叉形。术者右手将患者右侧下肢向左方用力推,使左腿最大限度地内收;左前臂肘关节屈曲,用肘尖部按揉右侧环跳穴。

③弹拨梨状肌手法:体位同上,患肢交叉到健肢上,弹拨梨状肌有纵横两种手法。用拇指指腹在梨状肌部位垂直深按,在指尖触及梨状肌肌腹后,沿外上方至内上方,来回拨动,并沿全部肌腹拨动一遍。再在压痛部位弹拨 2~3 遍。急性损伤禁用此法。

以上 3 种手法为治疗梨状肌综合征的主要手法,如有腰椎间盘突出合并梨状肌综合征者,应同时治疗椎间盘突出。

其他手法可参见治疗腰椎骨质增生的蹬腿牵引法、下肢小腿牵引法和治疗急性腰扭伤的斜扳腰法,单腿倒扳和双腿倒扳手法等。

④指压穴位:指压环跳、下髎、殷门、阳溪、秩边、阴陵泉等穴位。每次手法30~40分钟,每日1次。

若症状较重,疼痛剧烈者,可在臀部加用热敷。治疗后注意腰腿要保暖。

(3)手法三

①操作:点穴解痉法是患者取俯卧应。术者一手拇指点按梨状肌抵止腱,力量由轻到重后静止1分钟。逆时针方向点按金门、申脉、附阳、委中穴。双拇指重叠在腰椎两侧左右弹拨。由腰部至委中穴处上下交替按揉5分钟。术者右肘屈随,肘关节在梨状肌条状物处,深透点按,内动外不动,左手来回滚动患侧下肢(患者自觉有酸、麻、胀感即可),助手握患肢踝部内收拔伸,术者用手掌沿臀部至踝关节上下交替地使用推拿法。点揉归位法是患者取仰卧位,术者站其患侧,用大鱼际顺时针方向按揉中极、气冲穴。一拇指逆时针方向点揉阳陵泉穴,直到患肢有热感为止。每次手法30~40分钟,每日1次。

②注意事项:若症状较重,疼痛剧烈者,可在臀部加用热敷。治疗后注意腰腿要保暖。

162 臀肌筋膜综合征怎样治疗?

当不明原因出现臀肌筋膜综合征,患者本人触摸时可出现局部压痛点,亦称"激痛点",偶尔也放射到患侧的大腿、小腿等,造成行走困难,常误认为坐骨神经痛。目前多采用非手术治疗,主要采用以下方法。

(1)理疗:临床上多采用高、中、低频电疗。每日 1 次,每次 20 分钟,10 日为 1 个疗程。

(2)按摩:主要采用弹筋、拨络、揉、捏等手法。每日在激痛点处压弹、揉动 10～20 分钟,自己也可不定时按压局部,10 日为 1 个疗程。

(3)痛点封闭:先找准痛点。根据痛点位置深浅与肌肉多少,采用 1% 普鲁卡因注射液 2～10 毫升加入甲泼尼龙注射液 25 毫升做痛点注射。如粘连多、硬结大者,加用透明质酸酶 1000～1500 单位。注射前需严格消毒,进针深度直达压痛点,臀部出现疼痛和放射痛,抽吸无回血,推入药物,一般每 3 日 1 次,5 次为 1 个疗程。刺准压痛点对治疗效果优劣非常重要。

对患有髂筋束或髂筋结节者,经正规、系统治疗 6 个月以上,患者症状不但没有减轻,反而有加重趋势,可考虑手术治疗。

(4)其他:针灸、中药热敷、蜡疗、中药熏蒸、热沙敷、局部热疗,都有效果。治疗次数根据自己情况而定,每日 1～3 次即可,疗程以治愈为准。

163 骶髂关节炎怎样治疗?

骶髂关节炎包括类风湿关节炎、硬化性关节炎、化脓性关节炎,以硬化性关节炎较多见。本病是以骨质硬化为特点的非特异性炎症,90% 以上在 35－45 岁孕产妇中发生。

这与妇女妊娠后期,骶髂关节周围的肌腱韧带松弛,使骶髂关节松动,失去稳定性,易引起骶髂关节损伤有关。也可能与身体重力,慢性劳损或积累性外伤有关。病变早期骶髂关节充血、水肿及渗出增多,逐渐出现增生与变性反应,随着胶原纤维的致密化,血管壁增厚并易闭塞,引起耳状面处缺血,而呈现骨质硬化性改变。

(1)急性期:注意全身支持疗法,抗炎,绝对卧床休息。

(2)慢性期:防风寒潮湿。以体育锻炼为主,可行中医中药、理疗、热疗、封闭等治疗。

(3)妊娠期:以卧床休息为主,必要时到医院看专科,慎重用药,以防对胎儿有损害。床铺以软床为佳。妊娠后期用腹带将骶髂部固定,行各种理疗及中医中药治疗,疼痛甚者可慎用西药镇痛。

(4)其他:化脓性关节炎,以全身抗炎治疗,如脓肿形成者应切开排脓,对症治疗。类风湿关节炎患者应行全身抗风湿治疗,局部可行各种热疗等。

164 腰椎骨质增生怎样治疗?

腰椎骨质增生是中老年人的一种常见病、多发病,属退行性变,是人类35岁之后骨骼发生一种退行性骨、关节炎表现增生的变化。临床上表现为腰腿疼痛,但本病没有一定条件,是没有大的症状(就是没有更多的不舒适)的感觉,只有在一定的环境下,如潮湿、寒冷,或外伤等,才出现症状即表现腰酸腿胀不适等。

(1)体育锻炼:有助于延缓脊柱组织老化,预防发生椎体退行性变。经常保持腰部关节活动,少卧床及久坐,以防腰背肌张力减低及腰背部关节功能减退。加强腰腹肌功能锻炼,如医疗体操、太极拳及健腰运动等,以恢复和增强脊柱功能。同时,应注意以正确的姿势减轻腰部负重,必要时用腰围保护腰部。

(2)理疗、针灸、推拿疗法

①理疗:红外线腰骶部照射,每日1～2次,每次20～30分钟,10次为1个疗程。中药离子导入治疗,每日1次,每次20分钟,10次为1个疗程。

②针灸:常用穴位有肾俞穴、腰部阿是穴、大肠俞穴、委中穴等,每日1次,留针20分钟,10次为1个疗程。

③推拿:常用手法有揉、揉、推、拿、弹、拨、斜扳法,每日1次,10次为1个疗程。

(3)中医中药:应用活血化瘀,温经通络,行气止痛中药方剂辨证施治。如身痛逐瘀汤:当归、赤芍各12克,红花、没药、五灵脂、香附各9克,牛膝15克。水煎服,每日1剂。

(4)其他:必要时神经阻滞加小针刀松解疗法,效果好。

(5)注意保暖:腰椎骨质增生,要注意保温,适量运动。

(6)尽可能少服药,多行外用治疗(因为患有骨质增生都是中老年人,而中老年人的胃都不太好,不论中药与西药都很伤胃)。

165 臀上皮神经损伤如何用手法加穴位治疗?

(1)手法一

①患者俯卧,两下肢伸直,医者立于患侧以手掌或掌根

自上而下轻快反复地推、揉腰部两侧,直至骶骨背面。然后用掌根或肘尖沿梨状肌的体表投影部位揉压、弹拨。

②患者俯卧,两下肢伸直,医者一拇指压梨状肌抵止部,另一手提托健侧膝关节上部,先缓后速向患部后侧斜扳,同时拇指用力后压,然后自上而下推拿患肢,并点揉委中、承山穴及压痛点。而后患者仰卧,屈膝屈髋做内外旋转运动。

③患者侧卧,患侧向上,屈髋屈膝,医者站于患者背侧,用双拇指揉压、弹拨患侧梨状肌体表投影部位上痉挛的肌性条索状硬结,一拇指顺纤维方向上推,另一拇指将其按压捋顺。

每次手法30~40分钟,每日1次。若症状较重,疼痛剧烈者,可在臀部加用热敷。治疗后注意腰臀部要保暖。

(2)手法二

①掌操法:在患处反复施术,以产生温热感为好,意在放松肌肉,解除痉挛,促进血液循环,改善局部营养供给。

②肘压法:应以环跳、承扶、殷门、委中、承山等穴为重点。

③弹拨法:用肘尖或大拇指沿梨状肌肌束的垂直方向进行弹拨,有解除粘连的作用。

④叩击法:从患者腰部依次向下肢叩击,一般3~5遍即可。

⑤摇髋法:患者改仰卧位。顺时针、逆时针各旋摇10圈。

⑥抖法:为结束性手法,连抖3次即止。

每次手法30~40分钟,每日1次。若症状较重,疼痛剧烈者,可在臀部加用热敷。治疗后注意腰腿要保暖。

（3）手法三

①患者俯卧位,术者立于患侧,先在臀部用四指推法,滚法从第 2 腰椎棘突以下到患肢膝部做放松手法,时间约 10 分钟。手法刺激量不宜过重,以促进局部血液循环,达到舒筋解痉止痛的目的。

②在髂嵴下方,施与神经血管束呈垂直方向的弹拨法以解除软组织痉挛,力量不宜过大。

③在患侧阿是穴、腰眼、环跳、秩边、居髎、风市、委中等穴施按揉法,每穴约 30 秒钟,以达到通络止痛之效。

④沿臀上皮神经走行方向、一手拇指在上按压,另一手拇指将条索状物按于触摸到的凹陷沟痕之中,再向下顺压几次。

⑤患者取俯卧位,术者立于患侧,施弹拨法于阿是穴、环跳、秩边、居髎、风市、委中等穴,力量以患者能耐受为度,每穴弹拨 3～5 遍。

⑥沿臀上皮神经分布的方向及神经血管束的方向用擦法,以透热为度,并可以配合热敷。

推拿手法忌粗暴,以防造成新的损伤。治疗期间,患者宜休息,避免寒湿侵袭。

166. 如何用手法治疗臀上皮神经损伤?

臀上皮神经腰$_4$至骶$_1$神经分出,而腰$_4$至骶$_1$为坐骨神经其中的一部分,当臀上皮神经损伤时患侧下肢出现疼痛、无力,尤其是臀部明显,胀痛不适,走路时下肢无力、发软,有的患者臀上皮神经与坐骨神经相混淆,不易鉴别。因此,该病主要以臀部为主,而坐骨神经主要以患侧下肢后侧为主。

(1)手法一:患者端坐于方凳上,两足分开与肩等宽,两手扶膝上,医师正坐于患者之后,用双手拇指触诊法按到异常滚动或高起的"绳索样"物后,再触及原位的沟、痕。一拇指将其向上牵引,另一拇指使之按于原位,再顺向按压。双拇指触诊已平复,手法即毕。

按臀上皮神经表面投影或压痛点行手法复位,必要时辅以药物封闭治疗。嘱患者 3 日内勿做腰部激烈旋转活动,以防复发,适宜卧床休息。

(2)手法二

①患者俯卧,在患侧髂嵴纤维鞘处做与纤维鞘垂直方向的弹拨手法。

②在患测臀部用轻柔的掖、按、揉等手法治疗,使紧张痉挛的肌肉放松。

③沿神经、血管方向用擦法,以透热为度,促使血行通畅,瘀血消除。

④可加用局部热敷,但不宜过烫。

⑤因骶棘肌痉挛引起的疼痛,可用掖、按、擦法治疗患处,再加热敷。

每次手法 30～40 分钟,每日 1 次。若症状较重、疼痛剧烈者,可在臀部加用热敷。治疗后腰臀部要注意保暖。

(3)手法三:患者坐于凳上,背向医师,术者用一手扶持患肩,调整体位,一手拇指顶住滑动的索状组织上,用力由内下向外上推送,反复 2～3 次,感到指下平复时再按神经走行方向顺理筋络数次。新伤手法后,患者立即感症状减轻或症状完全消失。也可药物封闭治疗。治疗后嘱患者在3～5日避免做腰部的剧烈活动,以防复发,必要时卧床休息。

每次手法30～40分钟,每日1次。治疗后腰臀部要注意保暖。

(4)手法四

①患者取俯卧位,医师位于患侧,先在臀部用按揉法或擦法,手法刺激量不要重,以提高局部血液及淋巴液回流,消除受压因素。

②继以上体位,在髂嵴的下方,施与神经血管束呈垂直方向的弹拨法,以解除软组织痉挛。因臀上皮神经解剖部位表浅,弹拨的力量不要过大。

以上交替施用3～5遍即可。

③沿神经血管束的方向用擦法,以热为度,并可配合局部热敷,亦可沿神经血管束方向选用抹法。

④对由于髂嵴外翻、发育上缺陷所引起的病损疗效较差。

每次手法30～40分钟,每日1次。若症状较重、疼痛剧烈者,可在臀部加用热敷。治疗后腰臀部要注意保暖。

(5)手法五

①患者俯卧,医者立其患侧,在患侧臀部用轻柔的按、揉等手法治疗,然后在患侧髂嵴纤维鞘处,做与纤维鞘垂直方向的弹拨手法。

②体位同上,医者用拇指在患侧臀上部找到压痛点及条索状物,然后置其上弹拨。按压弹拨条索状物移向空虚

处，最后轻按理顺。

③患者坐于凳上，两足分开与肩等宽，两手扶膝上，医者正坐于患者后，用双手拇指触诊，按到条索状物后，再触清原位的沟痕，一拇指将其向上牵引，另一拇指使之按于原位，再顺向按压，双拇指触诊已平复，手法即毕（此法用于臀上皮神经偏离原位者）。

④因骶棘肌痉挛引起的疼痛，可用按、揉法治疗患处。

⑤每次手法 30～40 分钟，每日 1 次。

⑥若症状较重、疼痛剧烈者，可在臀部加用热敷。治疗后腰臀部要注意保暖。

（6）手法六

①患者俯卧，在患侧髂嵴纤维鞘处做与纤维鞘垂直方向的弹拨手法。

②在患侧臀部用轻柔的揉、按、揉等手法治疗，使紧张痉挛的肌肉放松。

③沿神经、血管方向用擦法，以透热为度，促使血行通畅，瘀血消除。

④可加用局部热敷。因骶棘肌痉挛引起的疼痛，可用揉、按、擦法治疗患处，再加用热敷。

⑤每次手法 30～40 分钟，每日 1 次。

⑥若症状较重、疼痛剧烈者，可在臀部加用热敷。治疗后腰臀部要注意保暖。

（7）手法七

①操作

▲ 患者俯卧位，术者用双手指点按背部夹脊穴（从督脉的大椎至膀胱经的八髎穴部位），反复数次。再点按腰部数

次,以松解腰痛。然后用双手拇指沿髂骨嵴顺按至臀部数次。

▲ 患者健侧卧位,患肢屈曲在上。术者拇指置于腰部压痛点上向椎体前角方向用力按压,肘关节按住臀部,另一肘关节按住腋下,做斜扳手法,常可闻及关节弹响。再在健侧重复斜扳动作。

▲ 患者双手拉住床头或由一助手双手拉住患者腋下,另一助手握住患者踝关节,由轻渐重地持续牵引下肢,使患者身体轻轻抬离床面 15～25 厘米,与床面约呈 10°。术者于臀部或髂嵴条索状反应物上用拇指做左右弹拨、顺按复平、按压数分钟,并让助手放松患肢。然后提捏患侧股二头肌腱,点按膀胱经外踝后的昆仑穴 2～3 分钟。

②注意事项

▲ 急性损伤者要卧床休息,3 日内腰部勿做剧烈旋转活动。

▲ 病程较长病例,多数伴有多处软组织损伤,常有反复发作史,臀上皮神经变得粗大,手法疗效欠佳,部分患者容易复发,可采用药物封闭、中药内服、热敷、外敷等综合治疗方法。

▲ 髂嵴发育有缺陷者,站立或端坐时可髂嵴下方内凹明显,不利于臀上皮神经平复。为了预防复发,在进行腰部剧烈活动前,如用铁锹劳动、搬运重物、割麦插秧、摔跤运动等,应做腰部前屈后伸、侧弯旋转的准备活动。

▲ 本病有时合并有腰椎后关节紊乱症或梨状肌损伤,宜同时治疗。

▲ 每次手法 30～40 分钟,每日 1 次。

▲ 若症状较重、疼痛剧烈者,可在臀部加用热敷。治疗后腰臀部要注意保暖。

（8）手法八

①患者端坐位,两腿分开同肩宽,手扶大腿膝部向前下方看。术者坐在患者的背后,首先用八字触诊法检查腰部及臀部,明确受损位置,用拇指找准损伤的方向,手法要灵活,按病情的需要采用推或拨,使之恢复到原生理功能的位置上。一般手法是根据病变移位的方向而决定的。臀部病变移位的方向一般是斜上方、外斜内方、斜下外方和斜内方等。以拇指指力的敏感给予修复,顺正复平,归于原位。

②手法治疗完毕,患者会感到疼痛立即减轻。术后嘱患者不要侧弯腰,不要一手提重物等,内服外用药物。

③每次手法 30～40 分钟,每日 1 次。

④若症状较重,可在臀部加用热敷。治疗后腰臀部要注意保暖。

（9）手法九

①患者端坐方凳上,暴露骶臀部。术者坐于其后,触摸检查患处,对皮下触得游离摆动臀上皮神经者,术者一手拇指按住髂嵴缘、臀上皮神经出口处并向上方推提,使游离的臀上皮神经拉紧,利于神经支向剥离的原沟痕靠近;另一拇指从神经出口处沿神经支的一侧将其推向沟痕,并同时向下方滑推,当滑推到离位神经支下端时,压住其下端,向下方拉紧,按压神经出口的拇指顺势向下滑动,并将神经支压向皮下脂肪的深面,直至神经支的下端;也可将其压住向下方拉紧,另一手拇指松开,移至上端出口处顺次向下按压已纳回原位的神经支。上述顺推与按压手法可反复交替操

作,直至完全复位。

②若难以确认神经在沟痕的哪一侧时,可先试从一侧按法复位,不能复位者从另一方向重新操作。以上操作与棘上韧带复位手法相似。对离位神经尚嵌夹于脂肪层内的类型及只有较轻损伤者,可用滑推理顺和按压交替操作的方法复位。复位后,有些患者在臀部、腰部或大腿后侧仍存在有不同程度的酸、胀、痛,可用揉、推、搓、拍击等手法放按腰臀部及腿部的肌肉,更进一步消除其酸痛等不适感。

③每次手法 30～40 分钟,每日 1 次。

④若症状较重、疼痛剧烈者,可在臀部加用热敷。治疗后腰臀部要注意保暖。

167 腰椎结核怎样治疗?

腰椎结核是常见病,多继发于肺结核。结核杆菌由原发病灶经血液侵入骨骼,形成病灶。治疗上必须注意全身与局部两方面情况。

(1)选用疗效好、不良反应小的抗结核药物,尽早治愈全身和腰椎结核。治疗原则为早期、联合、足量、定时和全程。常用治疗方案:前 2 个月用利福平、异烟肼、吡嗪酰胺、链霉素,后 4 个月用利福平、异烟肼。

(2)支持治疗,加强营养,保持室内空气新鲜,多在户外活动和做好患者的心理疏导。

(3)卧床休息,减轻病变腰椎承重量,是防止病变发展和严重畸形、截瘫的必要措施。卧床期间可适当进行四肢运动和背部肌肉收缩运动。病变愈合后逐步增加运动量。

（4）必要时手术治疗。

168. 脊柱肿瘤的治疗原则有哪些?

（1）脊柱肿瘤的治疗原则是切除病灶,维持脊柱稳定性或重建,以预防和治疗截瘫。良性肿瘤一般行病灶切除术,必要时可行植骨融合术。脊柱恶性肿瘤或转移性肿瘤,给予全身支持疗法,主要纠正贫血状态及水、电解质紊乱,增强机体抵抗力及免疫能力基础上,酌情手术治疗或采用其他疗法。恶性肿瘤破坏性大,截瘫发生率高,在病灶清除术的同时,大都需要重建脊柱稳定性,行椎管减压术,以防截瘫和肿瘤扩散。

（2）依肿瘤的敏感性选用相应的化学药物。对疼痛剧烈者,可选用镇痛药或冬眠治疗,以减轻患者痛苦。

169. 怎样对坐骨神经痛患者进行生活护理?

生活护理是完成治疗计划的重要组成部分,是整体护理的具体体现,从患者的基本需要出发,满足其生理需要和心理需要,对患者全部生活进行直接护理。

（1）合理调配饮食。

（2）照顾处理排泄物。

（3）经常变换体位,保持合理姿势(包括站立、步行、卧床等)。

（4）照顾睡眠与休息。

（5）选用适宜衣着,做到增减适度。

（6）帮助擦浴,保持皮肤卫生。

（7）保证患者安全,排除有害因素。

（8）准确及时向医师汇报病情,配合好诊治。

（9）观察患者情绪变化,实施心理护理。

（10）为患者创造良好的治疗及休养环境。

170. 怎样对坐骨神经痛患者进行卫生护理?

（1）皮肤与毛发的卫生护理

①洗澡:洗澡的方法、次数视皮肤及患者全身情况而定。对于某些特殊部位（如阴部）应予特别注意。为防止皮肤过度干燥或潮湿可用润滑剂或吸水剂。

②洗头:注意洗发的方法及洗发剂的选择。每天早晨梳理头发,避免头发蓬乱。

（2）指甲与脚的卫生护理:指（趾）甲是四肢末端的质硬的保护性覆盖物,具有保护指（趾）甲下软组织的作用,因此对于指（趾）甲与脚的清洗卫生不可忽视,定时修剪指（趾）甲,防止污垢藏集于甲缝,除去皮屑,软化皲裂,保持脚的干燥。

（3）口腔的卫生护理:主要是通过刷牙,改进口腔卫生的一般状况。刷牙可减少微生物、去碎屑、减少牙垢的形成,晚上睡前刷牙尤为重要。此外,每次进食后用清水或淡盐水漱口,可去除残留的食物。

（4）眼、耳、鼻的卫生护理:对眼、耳、鼻进行卫生护理的目的在于预防感染,维护这些器官的功能。

（5）大、小便的护理:对于行动不便的坐骨神经痛患者,须认真做好大、小便的护理。尽量为患者准备舒适的排便条件,协助患者排便,及时去除室内污浊的空气。

(6)床铺的卫生护理:包括整理、折叠被褥,及时更换床单、被褥、枕套,保持床上用品的卫生。根据患者情况帮助采取舒适的卧位。

171. 怎样对坐骨神经痛患者进行晚间护理?

坐骨神经痛患者晚间状况的好坏很重要,可直接影响疾病的康复。所以,护理工作中要注意引导患者休息和保证足够的睡眠时间。

(1)为患者创造良好的睡眠环境,如减少房间光线,保持安静及空气清新等。

(2)保持床铺和被褥清洁、柔软。

(3)帮助患者保持舒适的体位,受压部位应垫软垫。

(4)睡前按摩,以减少肌肉疼挛和强直,并及时协助患者翻身。

(5)需要镇痛者,应在睡前给予镇痛药。

(6)睡前给患者用热水泡双脚。

172. 怎样对坐骨神经痛患者进行心理护理?

心理护理又称精神护理,近代医学心理学的研究表明,人是一个统一的整体,精神和躯体是同一生命过程的两个方面,它们在这个有机的生命里共同起着作用,影响着疾病的康复。为了使坐骨神经痛患者能早日康复,心理护理不可忽视。

坐骨神经痛的患者往往因反复发病、夜间疼痛不能入睡等,常表现为烦躁不安、容易激怒、焦虑多疑、求愈心切,或常以"病人"自居,产生依赖心理。

以上这些心理状态,不利于治疗及康复,应有计划、有准备地进行心理疏导。把什么是坐骨神经痛、患了病怎么办等有关方面的医学卫生常识介绍给患者,以期达到消除烦躁易怒、焦虑多疑、求愈心切、自居于"病人"角色的心理,积极配合治疗,争取早日康复。

173 腰椎间盘突出患者复位后怎样护理?

腰椎间盘突出为坐骨神经痛最常见的原因之一,治疗上多采用正骨复位法(少部分采用手术治疗)。复位后的护理是不可忽视的重要问题。

(1)复位后早期护理:复位后早期应静卧休养,使受损的软组织得到良好的修复。破裂的纤维环复位后愈合时间需1个月左右,因此复位后早期的护理注意以下几点。

①卧床期以静为主,可微动四肢、头、颈等部位。

②复位后1~2周,多卧,少走,不坐,可卧于床上做抬、蹬、踢腿等动作,以活动病腿,有节律地收缩腰背肌、腹肌和下肢肌肉。

③复位后2~4周可少坐,少进行室外活动,除加强床上练习外,还可做挺胸、挺腹、俯卧撑、燕式腰背肌练习及压腿训练。

(2)复位后康复期护理

①复位后 1 个月应动静结合,开始动静各半,而后逐渐加大运动量,床上可做支撑法锻炼腰背肌,空手举重动作,轻揉腰部和腰腹肌力量训练,以及下肢的关节、肌肉锻炼。可做腰背操、器械操、太极拳等。

②复位后 2 个月,逐渐以"动"为主,加强腰、背、腹及下肢力量训练和延长锻炼时间,使其关节灵活、肌肉结实有力,增强韧带、肌腱的弹性和坚韧性,可参加游泳、羽毛球、乒乓球等项活动。

174 坐骨神经痛患者手术后怎样护理?

坐骨神经痛患者手术后,除按一般普通外科术后常规护理外,应注意以下几点。

(1)术后平卧 6 小时,原则上应卧硬板床,保持脊柱的稳定。

(2)注意纱布固定是否妥当,切口有无渗血,若有出血按医嘱及时处理。注意输液管畅通,防止针头阻塞及脱落。

(3)观察下肢感觉及活动情况,注意有无刺痛、麻木或下肢移动困难等症状。

(4)观察排便情况,以了解直肠、膀胱功能有无障碍(术前应让患者在床上练习大、小便)。

(5)加强基础护理,防止并发症;加强伤口护理,防止伤口感染。

(6)注意功能锻炼。1 周后可进行两侧或一侧的直腿抬高练习,以减少神经根粘连。术后 2 周可进行屈髋、屈膝的练习;术后 3~4 周下地活动;术后 3 个月逐渐加大运动量;

术后 6 个月内不可弯腰,不可提起重物。

175 坐骨神经痛患者怎样进行锻炼与康复?

有些坐骨神经痛的患者常常因为害怕疼痛而减少活动,这样做并不利于疾病的治疗与康复。患者应遵循"力所能及、适量运动"的原则进行锻炼,尤其是患侧下肢的锻炼更为必要。可以进行慢走、慢跑、球类等运动,以下几项体操更为有益。

(1)卧位体操

①俯卧法

▲患者两下肢交替做后升上举动作。

▲腹部垫软枕,两上肢外展,将手握住床边,两下肢(或单肢交替)同时做后升上举动作。以后还可于踝部悬吊重量,做抗阻力性后升上举锻炼。

▲姿势同上,两下肢固定不动,上身逐渐向后做背伸运动,熟练后再于前臂悬吊重量,做抗阻力性背伸运动。

▲两上肢向后伸,两下肢及上胸部同时离床,做背伸运动,维持数秒钟后恢复俯卧位,休息片刻,然后同法继续操练。

②仰卧法

▲头和四肢支撑过伸法:即以头、双肘及双足为着力点,用力将躯干和下肢撑离床面做过伸锻炼。

▲头和双足支撑过伸法:两上肢置胸前,以头和双足为着力点,用力将躯干和大腿撑离床面做过伸锻炼。

▲双手和双足支撑过伸法:以两手掌和双足为着力点,

头部、胸部和大腿均离开床面做过伸锻炼。此操作比较困难，如能力不支，不可强求。

③腘绳肌锻炼法

▲患者仰卧，两手抱后头部，两下肢交替做直腿上举90°的动作，小腿再屈至90°。

▲患者俯卧，用力屈曲膝关节。以后逐渐于踝部捆扎重量后再同法屈曲膝关节。

④股伸肌、股收肌等锻炼法

▲患者平卧位，两下肢伸直，用力收缩股四头肌等做肌肉长收缩运动。

▲患者平卧位，两下肢屈曲，小腿平举，然后做两大腿分开、合拢的交替动作。最后两髋、膝关节尽量屈曲，再用力前伸踢出。

（2）坐位体操：患者坐于床沿或椅上，双腿下垂，足跟着地，足尖翘起，开始双手可能仅能达到小腿部，坚持锻炼后能达到足背和足趾。

（3）站立体操：患者双手叉腰站立，先轮流直腿向前抬起，接着尽量分开两腿站立，轮流弯膝关节，使身体呈弓形下蹲。此时使没有屈曲膝关节的下肢受到牵引和拉伸。

（4）器械活动：一般在体疗室或功能室活动，在医疗器械的辅助下循序锻炼，从而达到肢体活动平衡，使功能完全康复的目的。

176 坐骨神经痛患者在室内活动应注意什么？

任何原因引起的坐骨神经痛在急性期疼痛剧烈，均应酌情卧床休息 2～4 周。疼痛缓解后,应鼓励患者进行适当活动。在室内活动应注意以下几点。

(1)房间应朝阳:朝阳的房间不仅冬暖夏凉,不潮湿,而且能保证充足日照,使患者心情舒畅,精神振奋,全身肌肉放松,有利于康复。阳光还具有消毒作用。中午前后的阳光透过玻璃照射 3 小时以上,可使室内的细菌减少 50％左右。开窗照射杀菌效果更好。

(2)室温应适宜:在春、冬季节室内保持在 14～18℃。夏、秋季节室温在 18～28℃ 为宜。一般室内温度在 10～28℃,多数患者能较好适应。室温过高会使患者出现情绪不安、出汗、烦躁等不良反应。室内温度过低易感冒,不利于坐骨神经痛患者康复,应保持适宜的室温。

(3)室内应通风:开窗通气时应避免对着患者吹,尤其是腰腿部位,会引起局部肌肉突然降温而发生痉挛收缩,血液流通不畅,加重病情。

(4)湿度要合适:一般空气相对湿度以 50％～60％为宜。

177. 坐骨神经痛患者在室外活动应注意什么?

(1)天气寒冷时外出要添加衣服,特别是腰腿部应防止寒气冷风的侵袭。

(2)注意防止雨水浸湿衣服。

(3)不要直接坐卧湿冷地上及一切寒冷的物体上。

(4)急性期不要进行室外活动。

(5)慢性期宜多在室外活动,加强锻炼,恢复运动功能,防止肌肉萎缩。活动时应注意缓、松、静、恒、直、稳。

①缓:运动时动作尽可能缓慢,以避免发生意外,防止坐骨神经痛突然加重。

②松:腰腿部肌肉一定要放松,活动时尽量不用力,以使腰肌、关节在各个方向得到最大限度的舒展,放松以后会促进局部气血流通,加快病变部位的神经康复。

③静:活动时应心神宁静,排除杂念,专心练习,这样可对整个机体起到良好的调节作用。

④恒:在室外锻炼一定要持之以恒,不能因略见成效就停止锻炼。

⑤直:站立时胸部挺起,腰部尽量平直,小腹微收,两腿直立,两足距离约与骨盆宽度相同,这样使全身重力均匀地从脊柱、骨盆传向下肢。此时人体的重力线正好通过腰椎椎体或腰椎间盘后部,可有效地防止髓核突出。

⑥稳:活动时要注意身体稳定,要脚踏实地(女性忌穿高跟鞋),用力不要过猛、过速,尤其是下蹲及弯腰动作应特别注意,而且下蹲及弯腰时间不宜过久。

(6)游泳是坐骨神经痛患者最好、最有效的防治方法之一。但水温最好在36～37℃为宜。部分腰椎间盘突出患者经过游泳可还纳复位。急性期不宜参加此项活动。

四、预　防

178. 预防坐骨神经痛饮食应注意什么?

（1）适当控制饮食的量：合理搭配杂粮。严禁暴饮暴食，如果对饮食的量和质不能科学控制、搭配，那么肥胖就不可避免。

（2）多食两素：即维生素和纤维素。尤其是 B 族维生素，它是神经代谢非常重要的物质，维生素 C、维生素 D 等是人体不可缺少的营养物质，有些脂溶性维生素易引起缺乏，所以应适当吃些牛奶、粗米、粗面、胡萝卜、新鲜蔬菜和水果来补充。适当吃些坚果，如核桃、白果、松子等，它们含丰富的神经代谢营养物质。

（3）少量饮酒：少量饮酒对本病有益，根据个人酒量不同，多者不宜超过 50 毫升。因为酒量过多，对肝损害较重，降低机体免疫力，对疾病恢复有严重影响。

（4）戒烟：因烟中有害物质（尼古丁等）可使小血管收缩痉挛，减少血液供应。一氧化碳能置换血液红细胞内的氧，使坐骨神经干本来不充足的营养成分更加减少，可能使病变加重。

嗜烟可以引起慢性支气管炎，致经常咳嗽、咳痰等。根性坐骨神经痛患者腰腿痛明显，再因吸烟咳嗽，则更增加痛苦。临床观察发现,腰椎间盘突出症患者吸烟的比例较高,其症状也往往较重。国外统计资料表明,同样是腰椎间盘突出症,使用相同方法治疗,吸烟者恢复情况不如不吸烟者。另外,吸烟还是骨质疏松症的发病因素。所以,预防坐骨神经痛,切不可忽视的就是要戒烟。

179. 日常生活中怎样预防坐骨神经痛?

日常生活中有些习惯动作往往不被人们注意,稍有疏忽就可能引起腰部扭伤、腿痛等。一旦患了腰腿痛,给日常生活带来不便。因此,在起床、洗漱、洗衣服、抱小孩、干家务活时,应该养成良好的生活习惯和正确的劳动姿势,预防坐骨神经痛的发生。

(1)起床时的姿势,一般来说侧身起床为好,下肢先下床的同时,身子顺势坐起来。平卧起床时,必须双肘屈曲协助身子起来。在起床之前,最好在床上活动一下手脚、躯干及头部,以免发生头部抬起时,出现一过性脑缺血等。

(2)洗漱时的正确姿势应该是膝部微屈下蹲,然后再向前弯腰,这样可以在很大程度上减少脊柱所承受的压力。另外,洗脸盆不可放得太低,以免腰椎过度前屈而加重腰部负担。洗手后不可立即直腰,应双手扶膝或物慢慢直腰。卫生间的地面应防滑,避免洗澡时滑倒摔伤。

(3)洗衣服时,盆的位置不要过低,以防腰部过度前屈。在洗衣当中,不可弯腰来回扭转端水或抬重物。

（4）抱小孩时正确姿势应该是蹲下，或是屈髋、屈膝、身体前屈，抱好小孩后，膝、髋及身体同时前屈，再慢慢伸直，这样符合生物力学要求。

（5）厨房干活时，灶台、洗碗池、洗菜盆、砧板等的高度以操作时稍稍弯腰较合适，厨房内注意通风，但要避免吹过堂风，以防腰腿着凉。

（6）拖地板时，也要根据拖把的长短，全身要配合，必须是屈膝、屈髋、身体前屈，否则，腰背肌、下肢肌群过度紧张，稍有扭转容易造成腰腿损伤。

（7）座位的高低及大小应合适。正确的坐姿应是直腰、挺胸、拔背，靠背的下方最好放一软垫，可以帮助保持腰椎的生理曲度。要注意不要坐小板凳、低沙发，座位高度应以大腿与上身的角度90°为宜。

（8）日常生活中，家务劳动也很多（图45），如起床叠被子、搬花盆、拉窗帘、泼水、抬物等，容易发生腰扭伤，应多加注意。

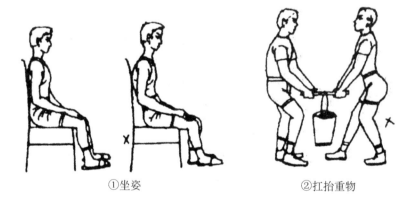

①坐姿　　　　　②扛抬重物

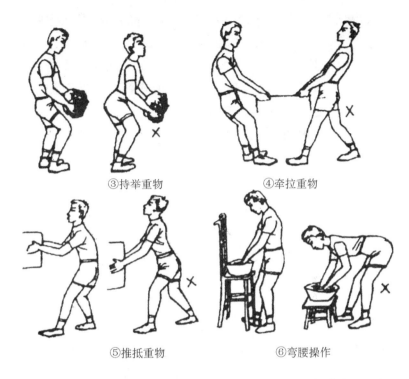

③持举重物　　　　　　④牵拉重物

⑤推抵重物　　　　　　⑥弯腰操作

图 45　日常工作、生活中正确和不正确的体位姿势（左为正确,右为不正确）

180 孕妇怎样预防坐骨神经痛？

　　妇女怀孕后,腹部随妊娠月份的增加而逐渐增大,尤其是到妊娠中、晚期,一方面由于腹部重量的增加及距腰椎间盘中央的力臂延长,从而使腰部负荷增大,这种腰部负荷的增大与腹部增大部分的体积成正相关;另一方面,由于妊娠腹部的肌肉松弛无力而不能正常地支持内脏,致使支持内脏的腰椎负担加重。因此,孕妇只要稍微失去身体的平衡,就会出现腰痛,有时这种疼痛还会放射到下肢,引起一侧或双侧下肢疼痛。孕妇预防坐骨神经痛的措施如下。

(1)休息好,充分的休息在很大程度上减轻了腰腿部的负担,休息时可将枕头、坐垫一类的柔软物体垫在双侧腘窝下面,尽可能使自己感到舒适。

(2)睡眠时可采用侧卧位,双腿自然屈曲的卧位姿势,减轻胎儿对盆腔及脏器的压迫。

(3)注意弯腰的姿势,避免腰部过多的活动。

(4)要穿柔软、轻便的平底鞋。

(5)可以适当地做适合孕妇的健身体操。

对于妇女来说,怀孕期间出现腰腿痛可能是难免的,如果很好地注意预防,大多数孕妇还是可以将腰腿痛减轻到最低限度,并顺利地度过妊娠期。

181. 老年人怎样预防坐骨神经痛?

人进入老年期后,身体发生了一系列的变化,如骨质疏松、关节骨质增生、椎间盘弹性降低、部分韧带钙化等,容易发生腰肌劳损、椎管狭窄、腰椎退行性变、腰椎压缩性骨折、腰椎间盘病变等,以上这些疾病都可以引起坐骨神经痛。因此,老年人预防坐骨神经痛应注意以下几点。

(1)老年人饮食应多样化,可适当增加牛奶、杂粮、豆类、海产品等富含钙质的食品,补充体内的钙质和各种微量元素,减缓机体的衰老过程。

(2)老年人应经常参加适度的室外、集体运动,如散步、太极拳(剑)、门球、游泳、爬楼梯、跳交谊舞等,加强对关节、肌肉的锻炼,提高关节及全身运动功能,如果平时爱好运动量较大的球类运动,只要在身体状况许可的情况下,也可适当参加。

(3)有些老年人面临一些繁重的家务劳动,如买菜、做饭、看孩子等,这些应根据自己的实际情况合理安排,如有困难,感觉力不从心,千万不要勉强。即使是力所能及的事,也不能着急,慢慢安排,有条不紊。

(4)一旦发生腰腿痛,应到正规医院进行系统治疗,不可随便看广告、找游医医治,这不仅是多花钱,而且效果不好,还可能延误治疗时机。

(5)为治疗其他疾病而长时间使用糖皮质激素时,应注意防止坐骨神经痛的发生。因激素类药物可促使钙质的丢失,加重了骨质疏松。还有其他不良反应较大的药物,只能临时使用,如吲哚美辛、吡罗昔康(炎痛喜康)等。

(6)定期检查身体,及早发现其他疾病并早期预防、早期治疗,对自己身体健康状况有个正确评估。

182. 预防坐骨神经痛有哪些药膳?

(1)炖猪腰

原料:猪肾2个,杜仲15克,核桃肉30克,食盐适量。

制法:先将猪肾切开去臊筋,洗净,与杜仲、核桃肉一起,用小火炖熟后,去杜仲,食用前放入少许食盐。

用法:佐餐食用。

作用:补肾助阳,强肾益气。适用于肾气不足之腰腿痛、乏力、畏寒肢凉。

（2）五加乌头粥

原料：五加皮 10 克，川乌 5 克，粳米 60 克，鲜姜 2 片，蜂蜜适量。

制法：五加皮、川乌（研末）、蜂蜜、鲜姜、粳米同入砂锅内，加水 500 毫升，文火熬成稀粥，稍凉后加入蜂蜜。

用法：佐餐食用。

作用：祛风散寒除湿（川乌有毒，故此粥不宜多食、久食）。

（3）豨莶猪蹄饮

原料：豨莶草 100 克，仙人一把抓 98 克，杜仲 80 克，猪蹄（7 寸）1 只，黄酒 1000 毫升。

制法：将猪蹄洗净，置砂锅内，加水 500 毫升煮熟后，再将上述药物入锅，一起煮熟即可。

用法：每次 30 毫升，每日 3 次，口服。

作用：祛风散寒，温经活血。适用于风寒湿痹，腰腿酸痛。

（4）葡萄根炖猪蹄

原料：猪蹄 1 个，白葡萄根 60 克，黄酒适量。

制法：猪蹄刮洗干净，剖开，放锅内，加洗净切碎的白葡萄根，用黄酒和水各半炖煮至肉熟即可。

用法：佐餐食用。

作用：祛风逐寒，通络活血。适用于坐骨神经痛。

（5）煨猪腰

原料：猪肾 2 个，杜仲 10 克，破故纸 6 克。

制法：猪肾去膜筋，剖开洗净，装入杜仲、破故纸，外用纸包好，放入火中煨熟。

用法：切片食用，每次 30～50 片，每日 2 次。

作用：补肾壮腰、祛风除湿。适用于肾阳虚腰腿痛者。

（6）桂蒸鳝片

原料：大鳝鱼 1000 克，当归 10 克，熟火腿肉 150 克，肉桂 8 克，黄酒 30 毫升，生姜 5 片，食盐、味精、胡椒粉、葱、鸡清汤各适量。

制法：将鳝鱼剖开，除去内脏，洗净，用开水稍烫一下捞出，刮去黏液，去头、尾段；熟火腿肉切片；锅内放葱、姜、黄酒和水，烧沸后，把鳝鱼段放入沸水锅烫一下捞出，整齐地排列在小盘里，上面放火腿片、肉桂、当归、葱、姜、黄酒、胡椒粉、食盐、鸡清汤，加盖，把绵纸浸湿，封严盖口上锅蒸至熟透，启封拣出葱、姜，加味精即成。

用法：佐餐食用。

作用：补肾助阳，祛风湿。适用于肾阳不足、气血亏虚之腰腿痛。

（7）炖杞子腰花汤

原料：猪肾（或狗肾、羊肾、牛肾）2 个，枸杞子、续断各 50 克，食盐、葱、姜各适量。

制法：将猪肾去臊筋，剖开洗净，与枸杞子、续断一起，加水 2000 毫升煎煮，浓缩至 1500 毫升，放入食盐、葱、姜等调料，即可食用。

用法：每日 2 次，每次 100～150 毫升，口服。

作用：补肾助阳，强腰健肾。

（8）猪尾炖枸杞子

原料：猪尾 500 克，枸杞子 6 克，料酒、姜、葱、大料、蚝油各适量。

制法：将猪尾去毛（或烧去毛），洗净，切 2～3 厘米段，枸杞子先用冷水烧沸，打去血沫，去汤；取猪尾加入料酒、姜、

223

葱、大料、蚝油腌制 10～20 分钟,放入枸杞子,另加水 500～800 毫升,先用大火煮沸后,再用小火煮至肉熟烂为止,放食盐和调料即可食用。

用法:每日 1～2 次,吃肉喝汤,20 日为 1 个疗程。

作用:补肝益肾,舒筋通络。适用于中老年人体质虚弱,肝肾亏虚之腰膝酸软。

(9)仙人粥

原料:制何首乌、粳米各 60 克,大枣 5 枚,蜂蜜适量。

制法:将制何首乌煎浓,去渣,与粳米、大枣同入砂锅内续煮,粥将成时放入蜂蜜,再煮一沸即可食用。

用法:佐餐食用,早、晚各 1 次。

作用:补气血、益肝肾。适用于肝肾亏虚之腰膝酸软,须发早白者。

(10)羊脊粥

原料:羊脊骨 1 具,肉苁蓉 30 克,菟丝子 3 克,大米、葱、姜、食盐、五香粉各适量。

制法:羊脊骨洗净、剁块,肉苁蓉、菟丝子用纱布包好,加水适量,共炖 4 小时,取汤适量,与米同煮成粥,加葱、姜、食盐、五香粉等调料即可食用。

用法:佐餐食用,早、晚各 1 次。

作用:补虚弱,益精气,强腰脊。适用于腰背疼痛、体质虚弱清瘦等。

(11)猪腰粥

原料:猪肾 2 个,粳米 50 克,葱白、生姜、五香粉、食盐、味精各适量。

制法:将猪肾剖开,洗净,去筋膜,切细,粳米淘洗干净,同入锅内煮成粥,粥将煮熟时放入葱、姜、食盐、五香粉、味精等即可。

用法:佐餐食用,早、晚各 1 次。

作用:补肾壮腰。适用于老年人肾气不足引起的腰腿酸软、疼痛,步履艰难等。

(12)枸杞羊肾粥

原料:枸杞叶 250 克,羊肾 1 个,羊肉 60 克,粳米 50 克,葱白、食盐各适量。

制法:羊肾剖开,洗净,去除筋膜,切细,再把羊肉洗净,切碎,枸杞叶煎汁,去渣,同上料一起煮粥,待粥成后,加入少许食盐,稍煮即可。

用法:佐餐食用。

作用:补肾气,益肾阴,壮元阳。适用于肾虚劳损,阳气衰败,腰脊疼痛,腿脚痿弱,头昏脑涨,听力减退或聋。

(13)牛尾药膳调理

原料:牛尾 500 克,伸筋草 20 克,归尾 12 克,牛膝 10 克,川芎 3 克,料酒、姜、葱、五香皮各适量。

制法:牛尾去皮(或烧去毛),洗净,按节切段,先用冷水烧沸,打去血沫,去汤;中药用纱布缝袋装入,扎紧袋口,加温水少许,要淹过牛肉,浸制 10~20 分钟,另加水 500~800 毫升,先用大火煮沸后,再用小火煮至肉熟烂为止,放食盐和调料即可,食用前去中药包。

用法:每日 1~2 次,吃肉喝汤,20 日为 1 个疗程。

作用:益肾阴,壮元阳,舒筋通络,活血化瘀。适用于坐骨神经痛,下肢肌肉酸痛无力,局部皮肤麻木等。

183. 工作中怎样预防坐骨神经痛？

人们在日常工作中,正确的姿势加上有规律的体育锻炼,对预防坐骨神经痛是非常重要的。因此,必须注意以下几种姿势。

(1)工作时:应尽量减少在不良体位下工作,并力争在符合机体生物力学要求的状态下从事劳动,如弯腰搬重物时要先屈髋、屈膝及尽量避免单手提重物,尽量用肩扛重物。因为肩扛重物的"力臂"较手提重物时短得多,所以肩扛重物远较手提重物省力。长期在办公室工作的人员,避免本身的坐姿不良或不良姿势过久,选择符合人体生物力学原理的桌椅,并且在工作一段时间后,酌情调整自己的工作体位。提倡工间操,直立伸臂挺腰做恢复操(两腿略分开直立位,两手交叉互握后反转手掌向上挺举,然后身体再向左、右来回旋转数次)。另外,腰部自我按摩或集体交替互助按摩,避免肌肉乳酸积聚增加,防止腰肌疲劳。

(2)步行时:正确的步行姿势应该是头部端正,两眼前视,下颌微收,胸部略微前挺,并在任何时候都应做到腹部内收,腰背挺直,收小腹,臀部肌肉用力,全身的重量尽可能落在双足的踇趾,使重力线正确地通过应走的线路。在整个行走过程中,脊柱不能偏向任何一边,身体应保持中立位,否则就易造成过度负担。此外,上、下楼时,如果行走姿势不当,就会出现脚"踏空"闪腰的情况。因此,下楼时的正确步态更为重要。正确上楼步态应全足踏在梯板上,不要只踏半脚,膝关节应略屈,腹部向内收,臀部向里收,上身正直。下楼时,上半身的姿势和上楼时没有变化,两膝应微弯,足尖略向外方。

正确的行走是一种自然、有节律的、看似轻松、不费力的下肢运动。行走姿势尽管很少有人在意,但对预防、治疗坐骨神经痛具有重要意义。

(3)站立时:正确的站立姿势应该是两眼平视,下颌稍内收,胸部挺起,腰背平直,收小腹,小腿微收,两腿直立,两足距离约与肩同宽。这样整个骨盆就会向前倾,使全身的重力均匀地从脊柱、骨盆传向下肢,再由两下肢传至足。而此时,人体的重力线是通过腰椎椎体或椎间盘后部,而不是通过关节突。此外,在站立时,双下肢用力应自然,避免膝盖部发僵或过分用力牵拉坐骨神经。

在劳动时较好的站立体位,应是膝关节微屈,臀大肌轻轻收缩,自然收缩腹肌。这一站位与标准站立体位相似,可使骨盆轻度后倾,腰椎轻度变直,减少腰骶角的角度,增加脊柱的支撑力,使椎间盘等组织不受损或少受损伤。

对于需要长期站着工作的人员,如售货员、理发员、交通民警等,容易产生腰腿痛。因为在工作时,易将身体的重心落在一只脚上,这种工作姿势就会使一侧的腰椎关节承担过多过久的压力,增添了椎间关节的负担。因此,首先应该注意站立时的姿势,尽量避免不良姿势,以减少对腰椎关节的压力。其次,就是在站立工作一段时间后,应该做一些腰部后伸、左右旋转及下肢的踢腿、下蹲等运动。

(4)坐位时:正确的坐姿应该上身挺直,收腹,下颌微收,两下肢并拢。如果可能的话,在双脚下垫一踏脚板或脚凳,使膝关节微微高于腰部,使腰背部更加平直而不易弯曲。这种坐姿由于腰骶部韧带、肌肉等未受到过度的牵拉，所以能使腰椎乃至整个脊柱保持正直，而且身体所消耗的能量也较少。坐在有靠背的椅子上时，则应在上述姿势的基础上，尽量将腰背紧贴并倚靠于椅背，使腰骶部的肌肉不至于太疲劳。坐姿虽良好也应该常活动一下，有利于腰部、下肢，甚至全身血液循环。久坐之后，可将一只脚放在另一只脚上，不断地交换，可以使下肢部分肌肉交替地获得松弛，缓解长时间静坐对坐骨神经的压迫和牵拉。

184. 预防腰椎间盘突出症应注意什么？

（1）不要久站：因站立位时腰部的生理前突常加深，加重了腰椎间关节和椎间盘的压力。

（2）不要久坐：因为椎间盘的压力在坐位时最大，站位次之，久坐后站立时常有腰痛。

（3）睡眠姿势：以侧卧位、髋膝关节屈曲对腰部最有利。仰卧位，四肢保持自然伸屈，可使全身肌肉放松，并使腰椎间隙压力降低。

（4）弯腰负重：弯腰取物时，要屈曲髋、膝关节。搬重物时，应尽量使重物靠近身体，因腰椎间盘承受的压力随着重物的重心与腰椎间盘的距离的减小而减轻，并且要注意从地上搬重物时应先蹲下，慢慢直膝，直髋，再直腰，这样有利于减轻腰椎间盘承受的压力，避免扭伤腰部。注意在搬重物时不要直膝弯腰，因为在这种情况下，椎间盘承受的压力最大，如果再猛转腰部，易扭伤腰椎，引起腰椎间盘突出。

（5）不要突然负重或闪腰：突然的腰部负重，尤其快速弯腰,侧屈或旋转是造成纤维环破裂的主要原因,不仅有可能引起腰部扭伤,也易引起髓核突出。

(6)避免受寒受潮:因外界的寒冷、潮湿等因素可使腰部肌肉紧张,甚至痉挛,增加腰椎间盘压力,增加纤维环的损伤。同时,寒冷、潮湿可使局部小血管收缩,影响局部的血液循环,影响椎间盘的营养,加重退变。

(7)避免腹压增高:腹压与腰椎间盘突出有一定的关系,因腹压的突然增高,可使腰椎曲度迅速后突,有时剧烈咳嗽、打喷嚏、便秘及用力屏气排便时腹压突然增高,使椎间隙突然由前宽后窄变为前窄后宽,可诱发腰椎间盘突出。故要及时消炎、化痰止咳。平时保持大便通畅。

(8)多走路:以步代车,可以锻炼腰、臀部及下肢的肌力,增强四肢躯干的协调性,保持腰椎的生理曲度。提倡不乘电梯,多爬楼梯,对腰椎生理曲度的保持很有作用。

(9)注意坐姿:长期坐办公室的工作人员,要注意正确的坐姿,要直腰挺胸,注意劳逸结合,适当运动,做直立位体操锻炼,可增强腰背肌力量和增强对腰椎的保护。

(10)性生活姿势要得当:性生活姿势不当或过于频繁或动作过大、过猛,可引起腰痛和腰椎间盘突出。选择合适的性交姿势、体位,避免腰部过劳,适当安排性生活次数,量力而行。

185 怎样预防退行性腰椎病?

退行性腰椎病的预防要从青壮年开始,主要靠体质锻炼,保持良好的体姿,使骨骼和肌肉健康发达,不易疲劳或劳损。因此,平时要做到如下几点。

(1)站立时两足平行,约与肩同宽,使足跟部负重与第 1 和第 5 跖骨头部负重相等,在此姿态下腓肠肌、比目鱼肌等容易发挥作用,防止身体向前、向后摇摆。两膝自然伸展,但不过伸,髋关节宜稍屈曲,避免骶棘肌张力增强,因为后者将加大腰椎前凸。

(2)加强腹直肌锻炼,可减少腰前凸,同时使胸后凸变直。肩关节重力自然下垂,使头部后移,此种姿势可使脊柱保持最大的稳固性,减少腰背肌肉痉挛。

经常保持适当的腰部关节活动,睡硬板床,生活有规律,禁止暴饮暴食,防止腹部脂肪增多,身体超重,腰背肌张力减低及腰部关节功能减退。中老年人肌肉松弛肌力减退,可进行仰卧起坐、拱桥式、跷腿式、行船式等腰背肌、腹肌功能锻炼,有利于防止腰椎退行性变(图 46)。

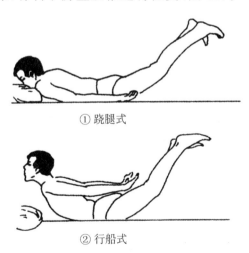

① 跷腿式

② 行船式

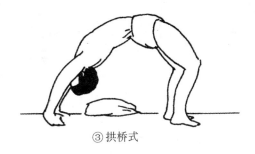

③拱桥式

图 46　腰背肌锻炼

186 预防坐骨神经痛锻炼腰、腹肌的方法有哪些？

日常生活中站、坐、卧、行等活动姿势不正确,使脊柱处于不正常的状态是诱发坐骨神经痛的潜在因素。因此,注意日常生活中的站、坐、卧、行姿势及加强劳动锻炼是预防诱发坐骨神经痛的最好方法。同时,注意腰臀部及下肢的保暖,在冬季或天气变冷时应注意及时添加衣服,避免腰、臀部及下肢受凉而引起坐骨神经痛。避免长期或长时间在阴暗潮湿的环境下久坐,造成臀部的肌肉受湿、寒侵入,产生炎症而刺激坐骨神经,导致疼痛。在激烈的运动中,避免外力损伤,间接造成坐骨神经损伤。平时进行适当的功能锻炼,不要过度劳累,可进行预防性的自我保健按摩,使坐骨神经分布区的肌肉得到放松(图 47)。

采取正确的睡眠姿势,尤其是中老年人,由于腰椎发生了不同程度的退变,腰背部的肌肉力量相对减弱,睡眠姿势不合理,不仅可引起腰部劳损,诱发坐骨神经痛,而且也易

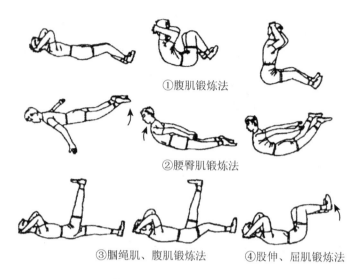

①腹肌锻炼法

②腰臀肌锻炼法

③腘绳肌、腹肌锻炼法　④股伸、屈肌锻炼法

图 47　腰、腹肌等锻炼方法

　　引起颈椎病等。合理的睡眠姿势以仰卧位或侧卧位为宜，因为可以使人体四肢自然伸直或微屈，全身肌肉放松，使人感到舒适。俯卧位时，颈椎扭曲，胸部受压，腰椎前凸增大，故这种睡眠姿势一般不宜采取。

　　睡眠时枕头高低要合适。如枕头过高，引起颈椎前屈的同时，还可使腰背部骶棘肌处于高张力状态，从而使腰椎生理前凸变直或消失，容易使腰背部的软组织出现劳损，诱发坐骨神经痛。而枕头过低，会使颈部及腰部过度仰伸，影响脊柱的生理平衡。因此，枕头不能太高或太低，要根据个人情况而异，一般 7～10 厘米高较为合适，枕头的宽度、硬度也要合适，颈部不能悬空。

187 倒走步能预防坐骨神经痛吗？

倒着步行就是连续向后退着走路。这种方法可以加强腰背、大腿后部肌群力量，增强腰椎的稳定性及灵活性，矫正腰椎生理曲度变直或后突。在退着走路时腰部肌肉有节奏地收缩和舒张，可使腰部血液循环得到较好的改善，有助于腰、腿部组织新陈代谢的提高，在一定程度上起到较好地预防和治疗坐骨神经痛的作用。

倒着走路尤其适合中老年人，运动量可根据一个人的年龄和体质灵活掌握，一般以每次运动后稍休息，疲劳感即逐渐消失为宜。锻炼时应选择平坦、安全的场地，应尽力挺胸并尽可能向后抬高腿。方法有以下两种。

（1）叉腰式：预备姿势直立，挺胸，抬头，双目平视，双手叉腰，拇指在后，其余四指在前。拇指点按腰部双侧肾俞穴。动作为退着走时先从左腿开始，左腿尽量后抬，向后退出，身体重心后移，先左前脚掌落地，随后全脚着地，重心移至左腿后，再换右腿，左右腿交替退着走步。每退走一步，用双手拇指按揉肾俞穴 1 次。

（2）摆臂式：身体直立，挺胸，抬头，双目平视，双臂自然下垂。动作同叉腰式，退着走步时双臂配合双腿前后摆动。

退着走步一般每日早晚进行 2 次，每次时间、距离根据个体状况而定，不可强求。锻炼时尽可能挺胸，抬高腿往后跨大步。

188 怎样预防因气候变化引起的坐骨神经痛？

坐骨神经痛患者多因气候变化而加重疼痛，尤其是慢性坐骨神经痛受气候变化影响较为明显。寒冷与潮湿是主要因素。寒冷导致体表毛细血管收缩、缺血、淤血、代谢产物的淤积、水肿等，使患者局部肌肉紧张，产生疼痛。多因患者在寒冷的地区停留较久，或在寒冷地面、风口等处睡眠而诱发。夏季室内空调或使用电风扇，使室内与室外温差增大，或凉风直接吹腰腿部（过堂风），容易发病或疼痛加重。因此，在季节交替或寒冷条件下，除了要加强御寒之外，还要注意锻炼身体。

潮湿因素使局部组织血流缓慢，微血管充血、淤血、渗出，刺激局部神经末梢，因而出现疼痛。南方的梅雨季节、坑道作业、环境湿度较大、气压较低等，往往更易使坐骨神经痛患者发病或症状加重。因此，在潮湿的条件下，有腰腿痛的患者一定要加强锻炼身体和劳动防护措施，对已有症状者要及时治疗，以避免坐骨神经痛加重或反复发作。